あなたの
思いを叶える
最先端
美容外科

安心と信頼のスキンケアクリニック

スキンケアクリニック医師会

SkinCareClinic
COSMETIC SURGERY

文芸社

はじめに

「美しくなりたい」「きれいになりたい」——と望むのは女性の自然な願いです。「プチ整形」に代表される最近の美容医療は女性のそうした願いを、手軽にかなえられる方法としてブームになりました。

この一〇〇年の技術革新は私たちの生活を大きく様変わりさせましたが、美容にかかわる医療分野でも次々と新しいテクノロジーが生まれています。それに伴って、女性たちの意識にも変化のきざしが現れています。

かつては美容クリニックを訪れる女性は特別な人というイメージがありましたが、今日ではもっと身近なものとして、幅広い年齢層の方々が来院されています。

本書は、最近の美容外科のさまざまな医療技術を説明しながら、どう美しくなれるのか、どうきれいになれるのかを紹介しています。

誰もが持っている「美しくなりたい」「きれいになりたい」という願いが実現する様子を確かめるよい機会となればと願っています。

容姿は決して生まれながらのものではなく、貴女自身が求めることによって、新しい自分に出会えるのではないでしょうか?

二〇〇六年秋

スキンケアクリニック医師会

目次

Ⅳ 自然な若さを取り戻すシワ・たるみの治療術

Ⅴ 魅力あるバストに

Ⅵ 余分な脂肪を取ってボディラインを整える

I

身近になった美容クリニック

プチ整形で身近になった美容医療

女性週刊誌などでも「プチ整形」という言葉はすっかりおなじみになりました。使われ方ははっきりしませんが、次のようなことが特長になっています。

・メスを使わない。
・治療時間が一〇分程度など短時間で済む。
・痛みやハレが少ない。
・回復のためのダウンタイム（仕事などを休む休養期間）もほとんどなく、すぐに普通の生活ができる。
・効果は三カ月〜六カ月で、必要ならば元に戻せる。
・本格的な治療にかかる費用に比べ低料金。

多くの美容外科やクリニックで「プチ整形」として紹介される治療は、すべてがあてはまるというわけではありませんが、これらのいずれかの要素を持っています。

利用する側からは、治療の手軽さや後戻りのきくことが好まれるのでしょうが、そうした美容医療の敷居の低さが多くの女性に知られるところとなって、美容クリニックに来院する女性が急増しています。

すでにアメリカでは「ランチタイム・インジェクション（注射）」という別の名前でプチ整形は日常化していますが、日本でも、ヘアトリートメントやエステティックサロンのような感覚で美容クリニックを訪れる時代が来ているのです。

一九九三年、アメリカの二人の経済学者が、「容姿が魅力的な人のほうが、稼ぎが良い」という研究成果を発表しています。彼らの調査によると、美しい人は時給が約五％高く、美しくない人は約七％低いとのことです。この経済学者は『ルックスの良い人が映画スターになり、ルックスの悪い人が肉体労働をするといった単純な問題ではない。仕事の種類にかかわらず、ルックスの良い人のほうが、給料が良いのだ』と言っています（平凡社刊『プラスチック・ビューティー』）。

「美しさ」「きれいさ」を数値で計算しようというのは、アメリカらしいというか、いかにも経済学者らしいどこかユーモラスな話ですが、美容医療の世界を常に先頭に立って引っ張ってきたアメリカには、「容姿の美しさを医療技術によって手に入れる」という信念のようなものがあります。美容医療で美しくなるのは女性としての向上心の表れである、とも言われています。

プチ整形の技術によって、今まで鏡を伏せてため息をついてあきらめていた人の多くも、ほんの少し手を伸ばせば届く、身近なものになってきているのです。

しかし、これまでの美容外科の発展は決してなだらかなものではありません。長年、美容外科医として携わってきた私たち専門医は、パラフィンを注入した鼻やシリコンを注入した胸が、その後どうなったかを教訓として得ています。今でも心ない者や不見識な医師による医療ミスで、裁判を争っている人や泣き寝入りしている人がいるのです。

こうしたことが起こることがないよう、私たちスキンケアクリニック医師会は、「安全」「確かな医療技術」「美的センス」を柱とした美しさの追求をもとに、日々治療にあたっています。プチ整形のブームでより身近になった今だからこそ、この方針を大切にして、来院者に接する必要があると考えているのです。

医師に求められる「安全・美的センスを支えるテクニック」

美しさというのは難しいものです。それは人の好みがそれぞれだから……ということではありません。もちろん、そういう部分もあるのですが、それとは違うものもあるのです。たとえばヘアメイク・アーティストにセットしてもらった髪型について、その毛先の長さが二ミリ違っていたとして、そのことが気になるでしょうか？　不ぞろいであれば気がつくのかもしれませんが、全体であれば、ほとんどの人が気にもとめないでしょう。でも、顔の場合はどうでしょうか？　目や顔の肌であったら二ミリの違いを感じない女性はまずいないでしょう。

女性が顔に対して払っている注意は、きわめて精度の高いものです。

私たち美容外科医は安全性と同時に、多くの女性が自然に備えている、美しさを感じる厳しい眼に応えていかなければならないのです。これがとても難しいことなのです。

目新しい医療技術やメカニズムの説明は、治療を受ける方に、十分納得してもらうために必要なことですが、この美しさの実現という面では本当はなんの役にも立ちません。美しさをつくりだすには、ミリ単位の美的センスと、それを支える施術の確かなテクニックのほうがはるかに重要なのです。

ところが、現在の日本の医療システムは、アメリカのような専門のきちんとした技術研修を受けなくても、美容外科を開院することができてしまいます。たとえば内科医の方が今日看板をおろして、明日美容外科を開けてしまうのです。

こうした医療システムの不備が、美容外科の医療トラブルを引き起こす一因ともなっているのです。

美容外科で治療を受けようという女性は、まずこういう医療状況に置かれているということを、よく知っておくことが大切です。

では、どのように信頼できる腕の良い医師を見分ければいいのでしょうか？

大切なカウンセリング～インフォームドコンセント～

現在、多くの美容クリニックで、治療前にカウンセリングが行われています。カウンセリングは、医師の側からは患者の希望を聞き取る大事な機会ですが、来院者にとってもそのクリニックについて多くのことを知ることができる、貴重な機会です。医師とのカウンセリングにおいて、来院者が医師の腕の良し悪しのヒントを見つけるのはまず不可能ですが、それでもそのクリニックの姿勢や、どういった治療技術を持っているか、どういった治療を得意としているか、また経験を積んでいるのか、といった部分は感じ取ることができるはずです。

一つのクリニックのカウンセリングを受けておしまいではなく、三つ以上のクリニックでカウンセリングを受けてみてください。そうすることで、自分の受けたい治療について知識も豊富になりますし、それぞれのクリニックの姿勢も明らかになっていくはずです。

最近では、インターネット上で相談コーナーを設けているクリニックや、美容医療に関心のある人が集まって話し合う、ホームページもあります。こうしたところで情報を得ておくことも、信頼できる医師を探す手がかりとなります。

そして実際に医師と対面して、自分の目で見て、耳で聞いて、判断してください。相性が合わないと思ったら、臆さずに、治療を考え直すことを医師に伝えてください。そうしたときの反応も、信頼できる医師か、クリニックかを見分ける材料になるはずだからです。

カウンセリングの際に聞いたほうがいい質問を、次にあげておきましょう。ほかにも個人的に訊ねてみたいことがあるでしょうから、それも加えて質問表をカウンセリングのときに持っていくとよいでしょう。

嫌な顔をされるのではないかと遠慮することはありません。大事な治療を任せるのですから、そのときの応対もそのクリニックの姿勢を確かめるよいチャンスなのです。

①治療（手術）内容
②麻酔方法、その方法は？（局所麻酔か静脈麻酔、硬膜外麻酔や全身麻酔かなど。）
③治療後の通院、アフターケアはどれくらい必要か
④治療費用
⑤治療（手術）は誰が行うか

⑥治療中や治療後の痛みはあるのか。ハレはあるのか

⑦治療後の食事、お風呂やシャワー、化粧はどうすればいいのか

⑧タバコ、お酒はいつから可能なのか

白い肌

日に焼けても白い肌に戻れることは若さの証明でしょうか？　よく、年齢とともに水着の跡が取れにくくなったと言います。確かに皮膚科学的には、エイジングにより、メラニン色素の合成がすぐにはブレーキが効きにくくなり、角質代謝でのメラニン色素の分解も、怠慢になってくることは十分に考えられます。でも、個人差があることや、遅れ始める年齢もはっきりしているわけではありません。まだ、このテーマでの科学的な研究は残されています。白い肌にこだわるなら、いつかこのテーマで研究をしてみたいと思っています。

ところで、なぜ日本人は白い肌にこだわるのでしょう？　じつは、確か「UNO」という雑誌の見本誌が作られるとき、日本人が白い肌にこだわることについて取材されたことがありました。結論としては、文化的な影響だと思いました。子供の頃から、白い肌の女性が主人公になっている伝説や昔話、小説で読み聞きしていたので、そのように脳に刷り込まれたのではないかという仮説です。単なる話だけでなく、絵や写真、そして映画のヒロインは、多くの場合美しい白い肌でした。この傾向は、中国や韓国でも同様のように思われます。

そもそも白い肌は、日に当たらない場所での生活が主体となります。とすれば、日の当たる場所での仕事をいっさいしない、支配者階級の女性が白い肌の持ち主となります。と、いうわけで昔話でよく出てくるお姫様は、白い肌をしていた。

コラム column

庶民からみても遠い憧れの美しい人、すなわち白い肌の女性だったのではないでしょうか。江戸時代、浮世絵にみる美女もほとんどが白い肌の女性でした。おそらく、平安時代から現在の平成まで、多くのヒロインは白い肌を持っているため、無意識的に白い肌が美人の条件の一つになってしまったのでしょう。確かに、日焼けした健康で美しい肌のヒロインは何回かブームになりましたが、やはり白い肌のヒロインに落ち着いています。この数年、十代の女性で日焼け肌のブームもありますが、あと数年後には、きっと白い肌づくりにスキンケアをしているのではないかと予想できます。それほど文化的な影響は強いものがあると思います。特に、男性が白い肌に対する美意識を変えない限り、白い肌にこだわる日本人が続くのではないかと思います。

　日本以外の国ではどうでしょうか？　以前、上智大学の留学生に聞いたことがありますが、ＵＳＡの学生は、「メイクをするので、肌の色は気にならないでしょう」と言っていました。肌の色のバリエーションが豊かな国では、白い肌をしていることは一つのキャラクターに過ぎず、特別なものではないと考えました。

II

きれいな二重まぶたも簡単に

人が出会うとき、最も注目されるのが顔であり、目です。美容外科を訪れる人の中で最も相談の多い部位も目です。人間同士のコミュニケーションにおいて、目は大きな役割を果たしています。

一般に日本人の四〇％が二重まぶた、六〇％が一重まぶたであると言われ、その一重まぶたを二重にする重瞼術は、欧米にはニーズがなく、主に日本で発達してきました。

一重まぶたと二重まぶたの違いが生じるメカニズムは左の図のとおりです。

目には瞼板という軟骨のおおいがあり、瞼板についている上眼瞼挙筋という筋肉によってまぶたが開閉します。この筋肉が枝分かれしていて、上まぶたの皮膚にもつながっていると、二カ所でまぶたが引き上げられてヒダができ、二重まぶたになります。

一方、一重まぶたの人はこの筋肉に枝分かれがなく、瞼板一カ所で引き上げられるため、一重になります。ちなみに奥二重は、ひだはできるものの、折れ曲がった皮膚の量が多いため、ヒダが隠れてしまう状態です。

一重まぶたは二重に比べて視野が狭くなりやすく、上眼瞼挙筋の力では目を開く力が足りないため、本人も無意識に額の筋肉を使ってしまうことがあります。このため、目と眉の間が開いた表情になります。

ひとくちに二重と言っても、目の周りの脂肪・皮膚・筋肉の状況によって、必ずしも魅力的な表情とは言えないこともあります。最近ではより美しい目のラインを求め、末広型二重、平行型二重など、自らの理想を実現するため、ミリ単位で修正を望む来院者も増えています。

二重まぶたの仕組み

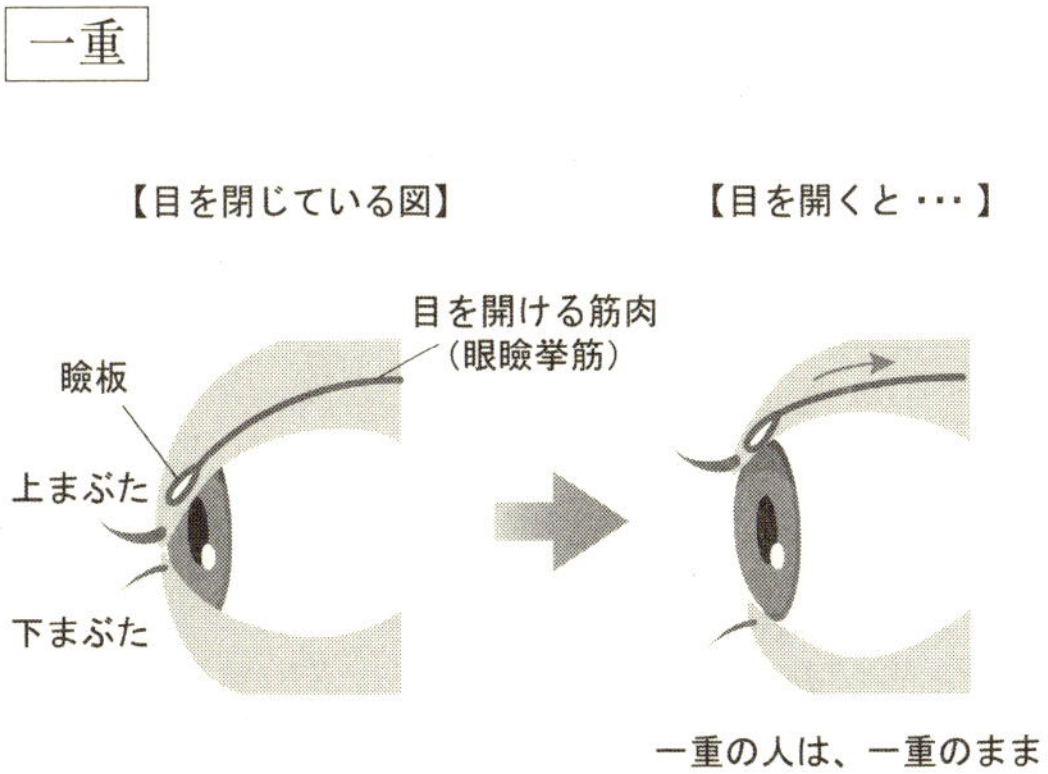

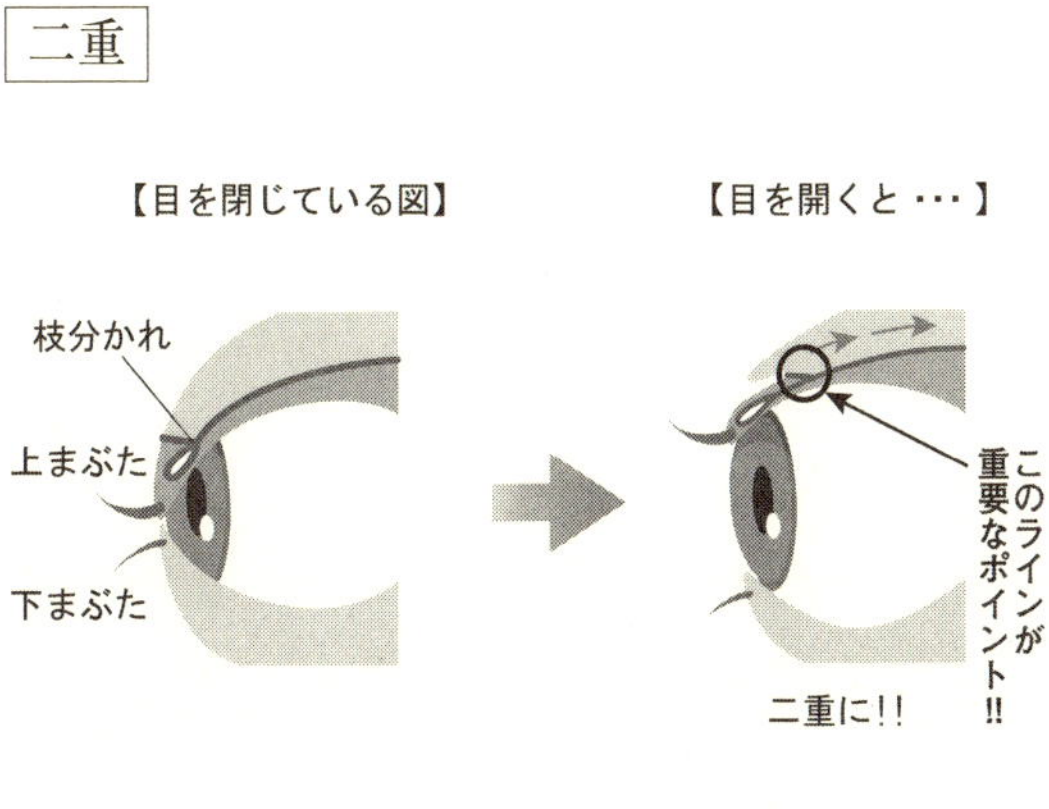

埋没法

二重まぶたの手術には、大きく分けて埋没法と切開法の二つの方法があります。埋没法は、メスを使わずに髪の毛より細い医療用の糸を埋め込むもので、切開法はメスで切開して、希望のラインをつくる本格的な方法です。

埋没法はプチ整形の一つとして数えられ、手術時間も五分〜一〇分と短く、メイク感覚で二重を得られることから、大流行している手法です。何らかの事情で元のまぶたに戻したくなったときは、糸を抜いて元に戻すこともできることから、初めて美容外科を訪れる人にも受け入れられやすく〝短時間の手術で腫れも少ない〟〝メスを使用しないので元に戻せる〟といった点が、人気の高い理由となっているようです。

ただ埋没法にもいくつかの方法があり、多くの美容外科では二カ所（あるいは三カ所）で止めて、二重をつくる埋没法が一般的に施されています。ただこの方法は万人に適しているとは言えず、目頭と目尻のラインが出にくかったり、糸が抜けてしまうなど、人によっては適切ではない欠点があるのです。

そこで、スキンケアクリニックでは、従来の埋没法に比べ腫れもほとんどなく、メイク感覚のメスを一切使わない最新技術で、自然できれいな二重のラインを実現できる『スキンケア式ナチュラルクイック法』を採用しています。これにより、より自然で、美しい二重のラインを得られるのです。

『スキンケア式ナチュラルクイック法』は、技術的にも確立されており、安全性も高い手術です。手術そのものは一〇分ほどで済みますが、痛みに対して細心のケアをしています。ハレも少なく、手術翌日より、お仕事や学校に行かれたりする方も多く、休みが少ない方でも安心です。

二重のラインには、確かに黄金線といったものがあるのかもしれません。ただ、一様に同じラインにそろえればよいというものではありません。本人の希望もありますし、顔のかたちや額、鼻や口とのバランスを考えた上で、その人に合った一番美しいラインを「ナチュラルクイック法」はつくりだします。

そのため、ラインを決める際には、事前に十分なシミュレーションを行い、いくつかのシミュレーションの中から希望のラインを選んでもらうようにしています。

スキンケアナチュラルクイック法

従来の埋没法と方法はほとんど同じですが、腫れも少なく希望の二重が得られます。

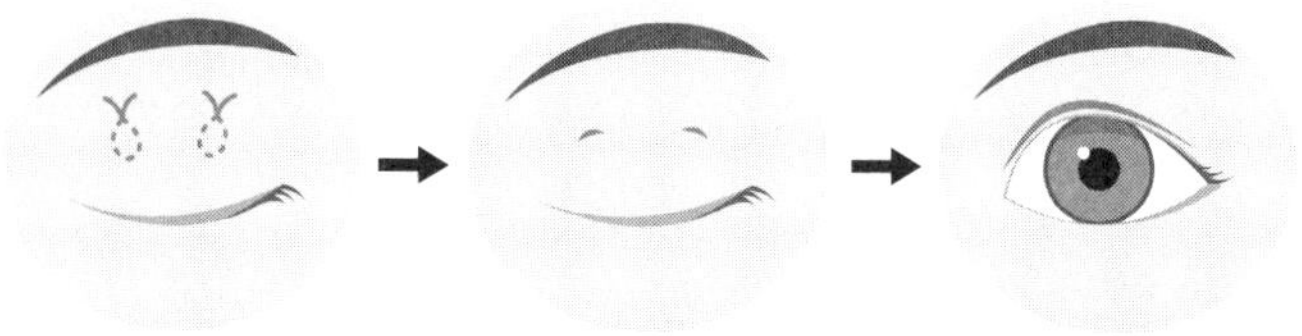

①２カ所で止める。

②２カ所だけで止めるので治療直後はその場所が引っぱられ埋没する。

③しばらくすると、糸が入っている部分が全く分からなくなり、すっきりとした二重が得られます。

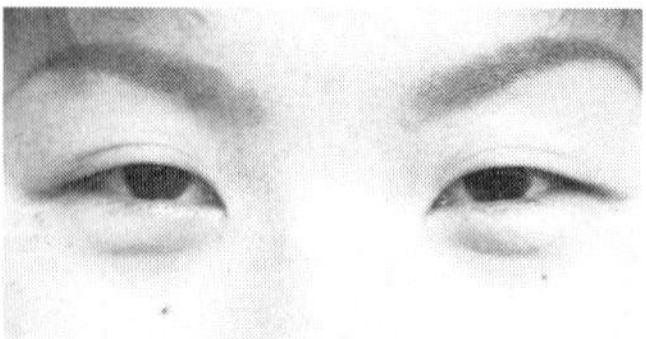

Before：術前

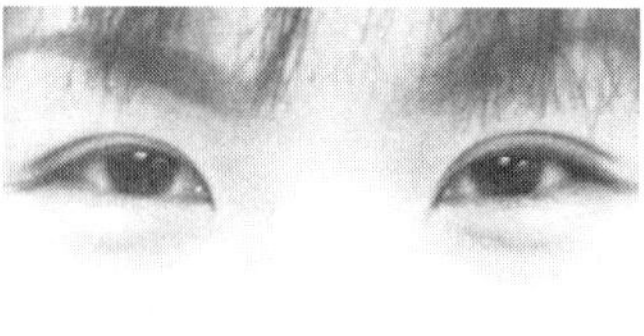

After：術後

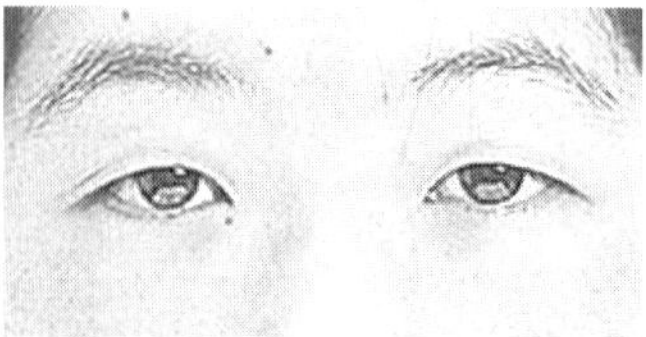

Before：術前

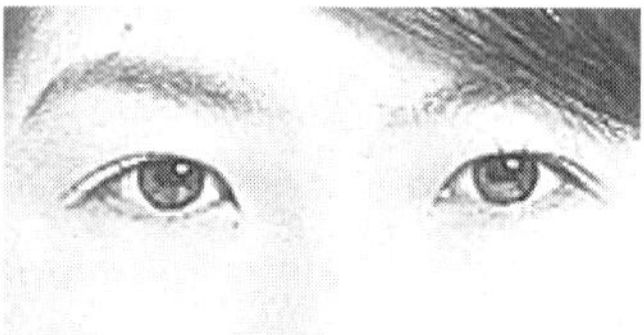

After：術後

切開法

現在、埋没法という手術法が主流で行われていますが、瞼の状態によっては、埋没法よりも切開法が適している場合もあります。

まぶたの皮膚に脂肪が多い人や、たるみのある人の場合、埋没法では期待した効果をうまく得られないことがあります。

そうしたケースでは切開法を用いることで、すっきりしたきれいなラインができます。

切開法は、以前から行われてきた方法で、埋没法では困難な幅を広くしたラインを希望される方や、腫れぼったい瞼が気になる方などに適しており、二重のラインに沿って切開し、余分な皮膚や脂肪を取り除いて、きれいに縫合します。

手術時間は四〇分ほどで抜糸が必要になります。切開の後は多少赤みが生じますが、二重のラインに隠れて目立ちにくく、個人差もありますが術後二~三カ月程度で落ち着いてきます。気になるようであれば、ファンデーション等でカバーできますので、ご安心ください。

切開法

ナチュラルクイック法とは違い、希望のライン上を切開し、二重にする方法です。
まぶたがかなり腫れぼったい方やたるみのある方など埋没法では自然な二重は難しいと判断された方に適応します。

メリット………一生ラインが取れないクイック法では難しいラインも可能
はっきりしたラインができる。
デメリット……ライン変更が難しい。

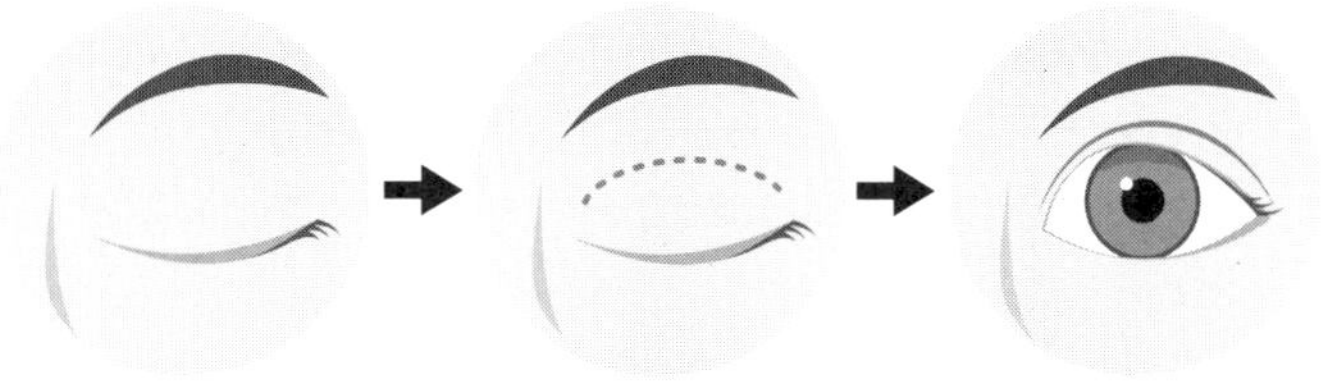

切開範囲は１センチから３センチ前後。その方のまぶたの状態によって変わってきます。治療時間は約40分ぐらいです。

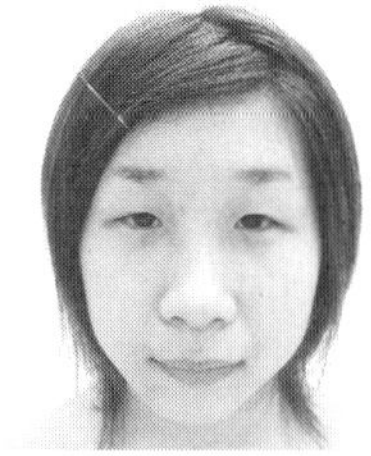

Before：術前

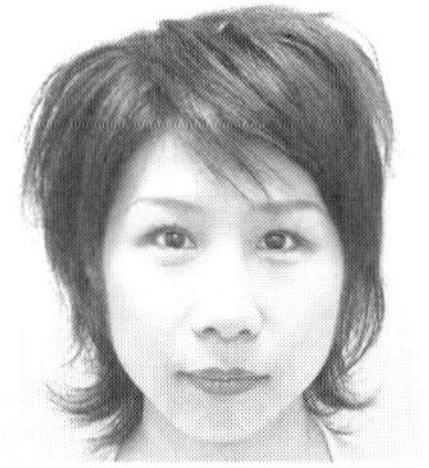

After：術後

なお、切開法はこうしたまぶた全体の変化のためだけでなく、目頭や目尻の部分切開などにも用いられます。わずか二〜三ミリの部分切開で、ひときわ魅力的な表情になることもあります。

さらに東洋人は、蒙古ヒダ（目頭のところに皮膚が被さっている状態）が強く張り出した瞼の人が多く、その場合は、目頭の切開と二重まぶたの治療を同時に受けることで、立体的な、はっきりした目元に変えることもできます。

いずれにしても、カウンセリングや医師との相談を通じて、納得のいく方法を選んでください。

まぶたの脂肪・たるみ・シワの除去

まぶたが厚い、はればったい目元を治したい、目の下のくまが気になるときは、まぶたの脂肪を取って、すっきりした表情にすることもできます。

上まぶたの場合は、二ミリほどの小切開で脂肪を取り除き、傷跡も二重のラインに隠れて目立ちません。

下まぶたの場合は、下まつげの下を二ミリほど切開して行う方法と、まぶたの裏側を切開して脂肪を取る方法があります。たるみ取りを同時に行う場合は四センチ程度の切開が必要です。

目元の脂肪取りは二重の手術と同時に希望する人も多く、一回の手術ですっきりした目元を得られるので、好まれているようです。

三十代以降では、加齢とともにまぶたのたるみが気になることもあります。こうしたケースでは、アイリフトで目元を若々しくすっきりさせることもできます。

また、上まぶたのくぼみや下まぶたの比較的浅い小ジワなどは、ヒアルロン酸やコラーゲンなどの注入物で簡単に治すこともできます（シワ取りについては本文Ⅳで詳説）。

ヒアルロン酸は細胞の組成物質の一つで、コラーゲンはたんぱく質の一つです。シワに沿ってさまざまな細さの注射針で、皮下に人体に無害なこうした物質を注入する手法です。

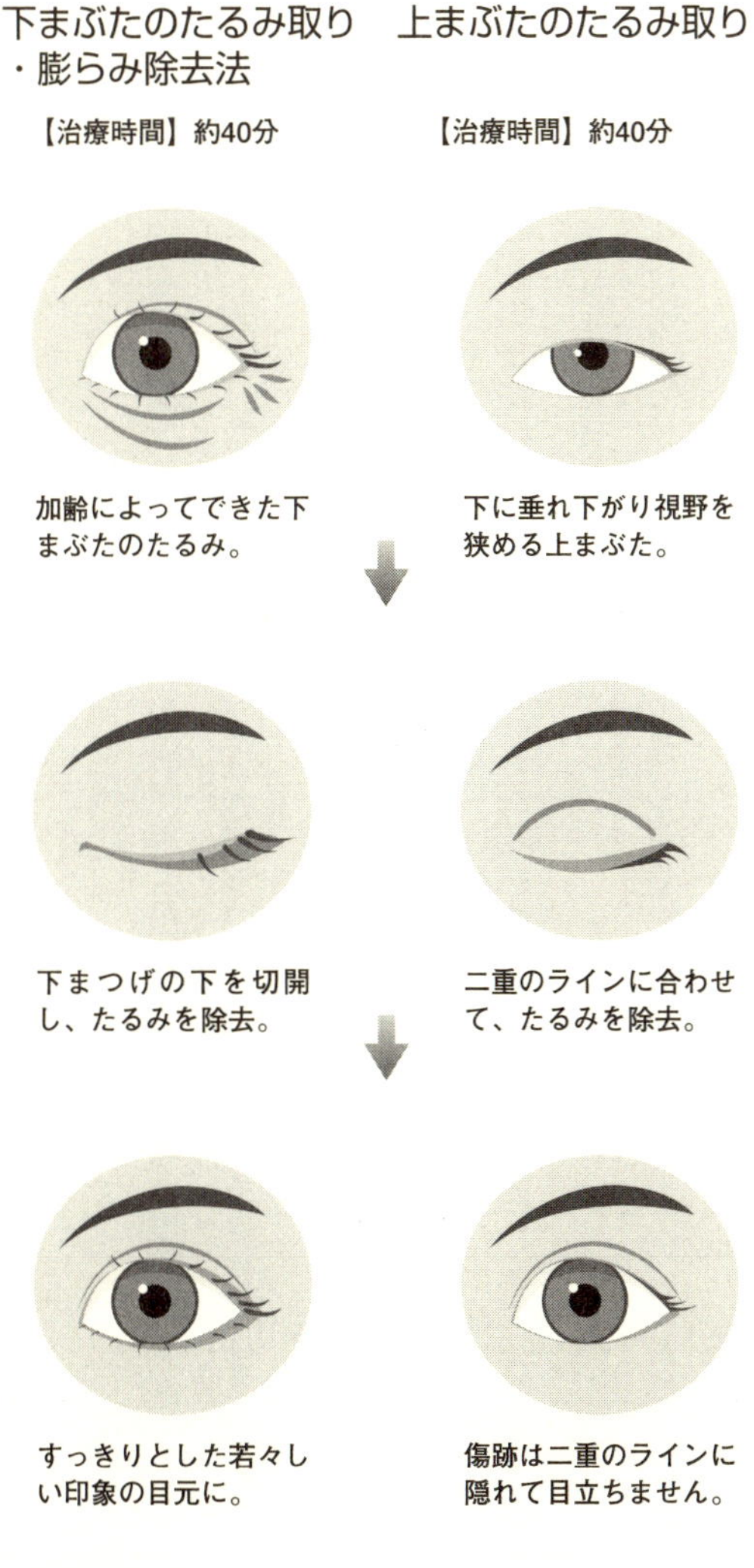
下まぶたのたるみ取り・膨らみ除去法
【治療時間】約40分
加齢によってできた下まぶたのたるみ。
下まつげの下を切開し、たるみを除去。
すっきりとした若々しい印象の目元に。
上まぶたのたるみ取り
【治療時間】約40分
下に垂れ下がり視野を狭める上まぶた。
二重のラインに合わせて、たるみを除去。
傷跡は二重のラインに隠れて目立ちません。

プチ整形の代表的な施術の一つとして、九〇年代後半から最近盛んに行われているものです。

当院では、どのような症状に対しても、患者さんとの対話であるカウンセリングをとても大切にしており、術前に医師と患者とが十分話し合うことが、最も重要だと考えております。

人体に吸収される物質なので、いまのところ効果は半年から一年足らずで元に戻ってしまいますが（体質によってはもっと短いこともあります）、こうしたことが美容外科に初めて来院する人にウケており、アメリカではランチタイム・インジェクション（注射）の名で呼ばれ、日常化しています。

こうした事情を反映して、注入物については、より効果が持続するものなどが盛んに研究されています。

目に関して言えば、単にしわ取りではなく、こうした注入物を使って、目元をチャームアップする涙袋をつくってほしいといった、若い女性の要望も増えています。

III

美しい鼻すじ・口もと・フェイスライン

鼻すじ

鼻を高くする隆鼻術など、鼻への治療もかなり需要の多いものです。数十年前の日本人に比べると、現代の日本人の鼻は高くなったと言われています。鼻は顔の中心にあり、魅力的な顔の表情をつくりだすことに欠かせない、大切な要素です。

従来の隆鼻術ではシリコンプロテーゼの挿入が一般的でしたが、最近はプチ整形の一つとして、ヒアルロン酸等の注入により、短期的に鼻を高くすることがブームになっています。

前章でもふれたように、ヒアルロン酸やコラーゲンは、半年から一年ほどで吸収されるので、持続期間は短いのですが、シリコンプロテーゼを入れる前にシミュレーションとして試したい、といった要望からこの施術に人気が集まっています。

ただ、経験者からは、その効果が時間とともに消えてしまうことへの不満も多く、あくまでも段階的な手段として、受け止められる傾向が強くなっています。

一方、ヒアルロン酸とアクリルハイドロジェル（非吸収性粒子）などの複合物であるダーマライブなどのニーズも増しています。ただ、シリコンプロテーゼと違って、体内からの抜去の難しさを指摘する声も多く、体内吸収が保証されている一時的な注入物か、シリコンプロテーゼか、二極化しているのが最近の状況です。

シリコンプロテーゼで鼻すじのベースをつくり、さらに気になった部分に注入物を入れて微調整してみるといった来院者も増えてきています。

注入法による隆鼻術

日本人は鼻のつけ根の鼻根部が欧米人に比べて低く、この部分に注入物を注射して盛り上げるという要望が最も多く、このほか先端の鼻先部に注入して鼻すじを高くしたい、といったニーズもあります。こうした注入法そのものをフィラーと言います。

注入物にはタンパク質の一つであるコラーゲン、細胞組成物質であるヒアルロン酸、これらに非吸収性粒子を組み合わせたものなどがあります。ひとくちにコラーゲンと言っても、動物性のものから、人の皮膚を主原料にしたサイメトラなどがあり、ヒアルロン酸にしてもパーレーン、レスチレン、ジュビダームなどさまざまな種類があります。粒子のあり方や特徴、効果、値段なども異なり、カウンセリングの際、医師に尋ねて、よく確認することが大切です。

コラーゲンの場合は、動物性タンパク質であるためアレルギー反応を見るパッチテストを事前に行っており、結果が出るまで一カ月かかりますが、ヒアルロン酸では行いません。ハレることはほとんどなく、たとえハレても目立たない程度のものです。

シリコンプロテーゼによる隆鼻術

持続性のある隆鼻術では、安全性が確認されている医療用シリコンプロテーゼを使う方法が一般的です。プロテーゼ（人工軟骨）をどうしても使いたくないときは、耳の軟骨など自己組織を使う手段もあります。

シリコンプロテーゼにはＩ型、Ｌ型など何種類かの形やサイズがあります。これをその人の鼻の形状や希望に合わせて医師が調整していくため、一つひとつが手作りのオーダーメイドでつくりあげていくのです。しっかりと固定されるように挿入するので、プロテーゼがずれるようなことはありませんし、十分な微調整をしてから使うので、自然な仕上がりになります。

必要に応じて鼻の軟骨形成も合わせて行いますので、理想的な鼻の形を得ることができます。鼻の軟骨はやわらかいので、プロテーゼと組み合わせて形を整えることができます。

手術は鼻の穴の中から切開するので、傷跡は分かりません。ただ、ハレは伴いますので、完全に組織が安定するまでは一カ月ほどの期間を要します。

【プロテーゼによる隆鼻術】

医師が色々な種類の中からあなたにあったプロテーゼを１つ選び出し、それをさらに加工し最もベストなものに作り上げます。

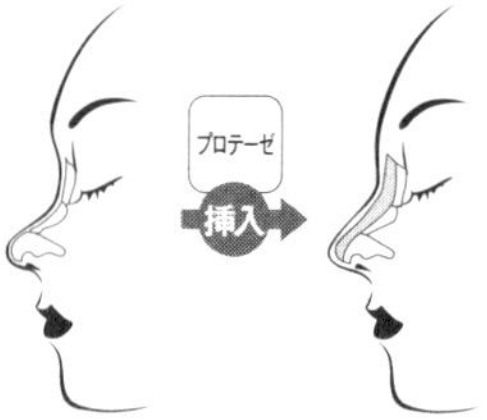

【注入法による隆鼻術】

鼻にヒアルロン酸を注入することにより、手軽に鼻を高くすることが可能です。

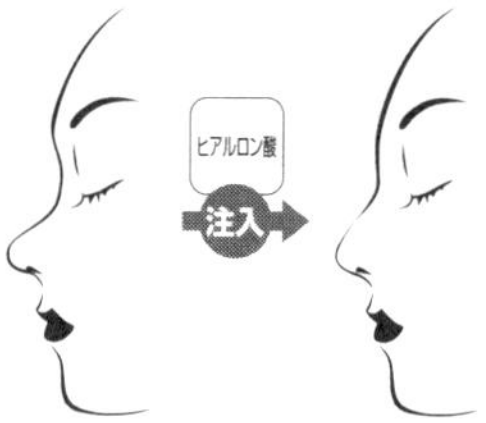

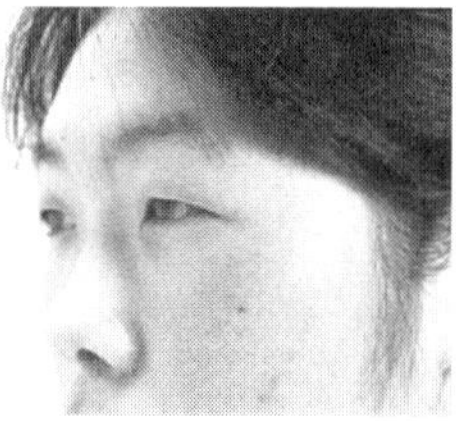

Before：術前

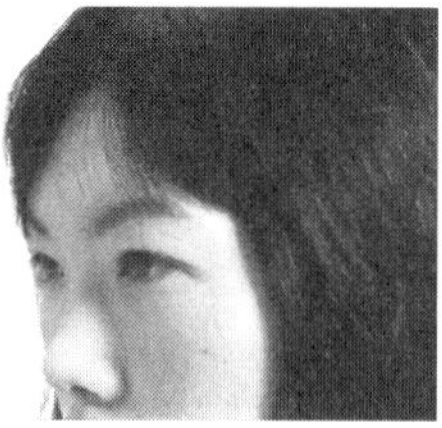

After：術後

鼻の形を整えるその他の美容形成

鼻については隆鼻術だけでなく、鼻すじのゆがみやいわゆるワシ鼻（鼻すじの中央部が盛り上がっている状態）の整形、太い鼻すじの幅の縮小なども可能です。鼻は付け根の部分の鼻骨から先端にかけて軟骨になりますが、これらを削ったり、つなぎ目の部分をなめらかにすることで、すっきりした鼻に整えることができます。

また、鼻先が丸いだんご鼻や小鼻が張り出しているあぐら鼻なども、軟骨を組み換えた

みなさん、Eラインという言葉をご存じでしょうか？
Eラインとは鼻先、口唇、顎先が１本の直線で繋がるラインのことです。

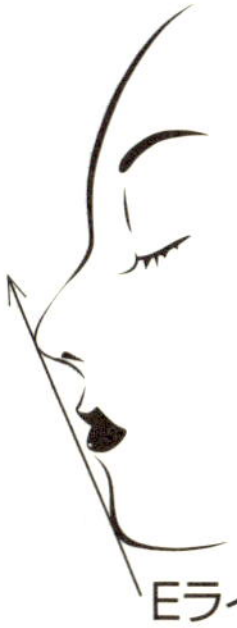

これを持つ女性は理想的な横顔と言われており、代表としてよくオードリー・ヘップバーンが挙げられます。多くの日本人がこのEラインを求めた時に足りないのが鼻の高さであり、その最もポピュラーな治療方法が隆鼻術です。

り、余分な皮下組織を除去することで、形を整えることができます。必要ならば耳の軟骨などを移植して、好みの鼻の形に整形します。

最近は、鼻先を小さくする鼻尖縮小の形成術も人気が高く、欧米人のように鼻の穴が縦長の形になることを望む人もかなり増えました。小鼻縮小と合わせて要望の多い手術になっています。

口もとや唇を整える

唇を薄くしたり、厚くしたりして、口もとを整える形成術もあります。

確かに厚みのある唇はセクシーで魅力的ですが、分厚すぎる唇をどうにかしたいと考えている方も少なくありません。厚い唇やはれぼったい唇を薄くするときは、唇の内側の粘膜を調整して形を整えます。手術の傷跡は外からはまったく見えません。

反対に唇が薄すぎることで悩んでいる方もいます。薄すぎる唇は、とても涼しげで清潔感はありますが、その反面冷たい印象を与えがちで、唇の内側の粘膜を押し上げる方法のほか、脂肪注入や医療用ゴアテックスを使う方法などがあります。

口もとの治療では、術後しばらく食べるときや話すときなどに違和感をおぼえることもあります。口はほかの部位と違ってよく動くところだけに、いっそう敏感に違和感をおぼえるのですが、時間の経過とともにその感覚も消えますので、心配はいりません。

また、笑顔にできるエクボはチャームポイントの一つですが、これも簡単な手術でつくることができます。

耳の形を整える・ピアス穴をあける

耳の形を整えることもできます。

女性の場合、耳の形に自信がなく、ショートカットの髪型にできないという悩みを持つ人もいます。

前方に向かって立ってしまっている立ち耳や、寝てしまっている耳についても、耳の裏側の目立たない場所から軟骨の一部を矯正することで、バランスの良い耳に仕上げることができます。

もちろん耳全体の形についても、軟骨の調整やシリコンプロテーゼの挿入で、好みの耳の形に調整することができます。

耳たぶについても、脂肪注入によってピアスが映えるように耳たぶを大きくしたり、形を整えることができます。

なお、ピアス穴をあけるときは、その後の化膿や仕上がりを考えて、なるべく医師の手にゆだねるようにすることをお勧めします。

フェイスラインを整える

目や鼻は表情を構成する大切な要素。美しさということでは、顔全体のバランスが何より重要になってきます。若い女性の間では「小顔」という言葉がよく使われていますが、体と顔の大きさの比率も気になるポイントです。

欧米人と比べると、日本人の顔の骨格は、平坦で横に広がりがちなので、顔が大きく見える傾向があります。とくにアゴや頬骨が張っていると、ごつごつした印象とともに、実際より顔が大きく感じられてしまうものです。

これまでは、そうしたフェイスラインを整える形成術は骨を削ったり、脂肪吸引やシリコンプロテーゼを挿入する手術が中心でした。しかし、こうした分野にも最近のプチ整形の医療技術が普及したことによって、来院者は期間限定の、手軽な方法も選択できるようになりました。

注入法によるフェイスライン形成術

アゴは顔の下半分のフェイスラインを決める重要なところですが、横に張り出している（エラが張っている）場合は、アゴの骨格そのものによるほかに、かみ合わせの筋肉（咬《こう》筋《きん》）が発達していることも要因になっているケースがあります。

この咬筋の働きを鈍らせて、筋肉を細くすることでエラを小さくする、というのがボトックス®法です。これは、片足を骨折してギプスをしていると、筋肉が使われないために、ギプスをしていた足が細くなるという原理を応用したものです。

このボトックス®法は顔面ケイレンの治療薬として長く使われてきた経緯があり、使用歴も豊富で安全です。

頬の外側から注射するだけなので、ハレることはまったくありませんが、ほかの治療と違って、施術後に効果がすぐに現れないのが特徴です。一カ月後ころから効果が現れ、二～三カ月後にほっそりしたフェイスラインが得られます。

その過程で、固い食べ物が多少噛みにくく感じることがありますが、話すことにはまったく支障はありません。

三カ月後くらいからは、ボトックス®の筋肉の麻痺効果はなくなりますので、また咬筋を使ううちに、徐々に筋肉が回復しはじめてきます。より良い効果を得るためには、二〜三回の注入が必要です。

なお、咬筋に発達が見られず、アゴの骨格からだけでエラが張っているときは、この治療法はまったく効果がありません。カウンセリングの際、医師によく相談してみてください。

一方、アゴを出したり、頬をふっくらさせるなど、ボリュームをもたせてフェイスラインを整えたいときなどは、ヒアルロン酸などの注入物が有効です。ただし、繰り返しになりますが、この方法はあくまでも短期的な効果となります。

長期的に有効なフェイスラインの形成術

顔の輪郭の美しさは、美人の第一条件とも言われています。全体のプロポーションを決めるうえで、顔の大きさが重要なポイントになるためでしょうか、最近希望が多いのが〝小顔〟の手術です。

「せっかく費用を投じて顔を美しく整えるのだから、短期間で元に戻るのではつまらない」と考える人もいます。とくにプチ整形を経験するうちに、魔法が解けてしまうことに、一種の寂しさを感じる人が多いようです。

フェイスラインを整えたいときは、次のような方法があります。

アゴが縦に長かったり、エラが横に張り出している場合は、口腔内から骨を削る手術によって、顔の輪郭を整えることができます。もちろん治療のあとはまったく見えません。

下アゴが前に出ているいわゆる受け口を矯正したり、左右非対称の形も治すことができます。受け口の矯正では噛み合わせも同時に治します。

頬骨が張っている場合も骨を削って形を整えることができます。前に張っているときは口腔から、横に張っているときは髪で隠れる部分から切開して骨を削ります。いずれの場合も傷跡が見えることはありません。

また下ぶくれなど、骨格が原因ではないケースでは、脂肪吸引法によって余分な脂肪を取り去って、すっきりしたフェイスラインに整えることもできます。

それ以外でも、いわゆるバードフェイスなど小さいアゴなどで悩んでいるときは、口腔内からシリコンプロテーゼを挿入してアゴを出し、シャープな顔の形に変えることもできます。

欧米人の場合、鼻先とアゴの先端を直線で結ぶと、その線よりも唇は奥に引っ込んでいます。日本人は欧米人に比べ鼻が大きめというわけではないので、直線で結んだラインより奥側にくるのは難しく、ライン上に唇がくる程度で十分だと思います。そのため、口が出っ張ったり、突出してると野蛮な印象を与えてしまう可能性があります。口やアゴ形成により先端を整えることで、口の出っ張りが目立たなくなるのはもちろんのこと、見た目のバランスがよく、キレイなフェイスラインをつくりだすことができます。

また、加齢や急激なダイエットにより、頬がこけていたり窪んでいたりすると、疲れた感じや、年齢より老けた印象を与えがちです。この場合も、頬に脂肪を注入することによって、若々しくふっくらとした頬を取り戻すことができます。脂肪注入以外にも手軽に行えるヒアルロン酸注入も人気がありますが、中期間で吸収されるため、定期的に来院されることをお勧めします。

このような一連の手術の場合は、治療内容によっては、ある程度手術の回復期間（ダウンタイム）が必要ですから、事前にカウンセリングを受けて相談するなど、日程に余裕がある時期を考えて、計画性を持つことが大切です。

コラム column

プチ整形

注射だけでここまできれいになれる!

最近テレビや雑誌でも、美容整形の特集が増えましたよね。最先端治療と呼ばれるノンメス治療(メスを使わない美容整形)も紹介されることが多いので、ご存じの方も多いと思います。

ノンメスの美容整形の中心はノーズアップと、顎のラインの補正、ボツリヌス菌注入によるシワ治療など。最先端と言っても、注入治療自体は昔からあって、シワを消したりするのに美容外科では、ごく一般的に行われているものなのです。

シワの治療だけでなく、現在は新しい注入剤や新しい技術によって、鼻筋を通すことや、顎をとがらせたりすることもできるようになりました。

この治療に関して、テレビや雑誌ではまだ、コラーゲンをメインで取り上げているようですが、すでに実際の現場では、ヒアルロン酸が主流になっているのです。

ヒアルロン酸は、よく、化粧品の保湿剤に使われている成分なので、今使用しているお化粧品の中にも入っているかもしれません。本来は人間の体の中にあって、コラーゲンとともに肌の弾力を保つ働きをしているものです。

コラーゲンについては、知らない人はいないくらいに、お肌をキレイに保つために必要な成分で有名ですが、それと同じくらいヒアルロン酸も大事なものです。

皆さんもご存じのとおりコラーゲン注射は、シワを治療するのに使われているもので、歴史もあり、実績もあり、当時の厚生省の認可も下りている注入剤です。治療効果も高いため、現在でも多くの治療に使われています。

一方ヒアルロン酸は、日本には比較的最近入ってきたもので（実際に美容で使われ始めたのは六、七年くらいから）、使い方はコラーゲンとほぼ変わりませんが、コラーゲンは、注射の前に皮内テストが必要なことです。つまり、治療したいと思ってクリニックに行っても、その日に注射はできず、テストの結果が出てからの施術になる点が大きな違いでしょう。テスト期間は二～四週間です。

ヒアルロン酸はテストの必要がないので、気になってクリニックへ行ったら、その日に注射できます。

この差は、原料の違いによるものです。そもそもコラーゲンの原料は牛や豚などで、動物性の蛋白質を含んでいるため、人によってはアレルギーを起こす可能性があるので、事前にテストが必要になってくるのです。

ヒアルロン酸は、モノサッカライドDグルコサミドグリカンとNアセチルDグルコサミノグリカンという物質から生成された、生物高分子物質のため、アレルギーの心配がなく、そのため、テストの必要がありません。

ヒアルロン酸の中には分子量（一つひとつの粒）を大きくしたものやアクリルハイドロジェル（HEMA）と呼ばれる、吸収されずに半永久的に残る成分を含んだものもあります。代表的な注入剤は、レスチレン（Restylane）パーレーン（Perlane）HEMAを含ん

コラム column

だものだとダーマライブ(Dermalive)が一般的で、効果の持続期間も比較的長く、安定しています。

従来のシワの治療のように、溝を埋めるために使用されていましたが、分子量が大きくなったことでボリュームが出るようになり、これにより、ノーズアップなど、形を新たにつくることができるようになりました。

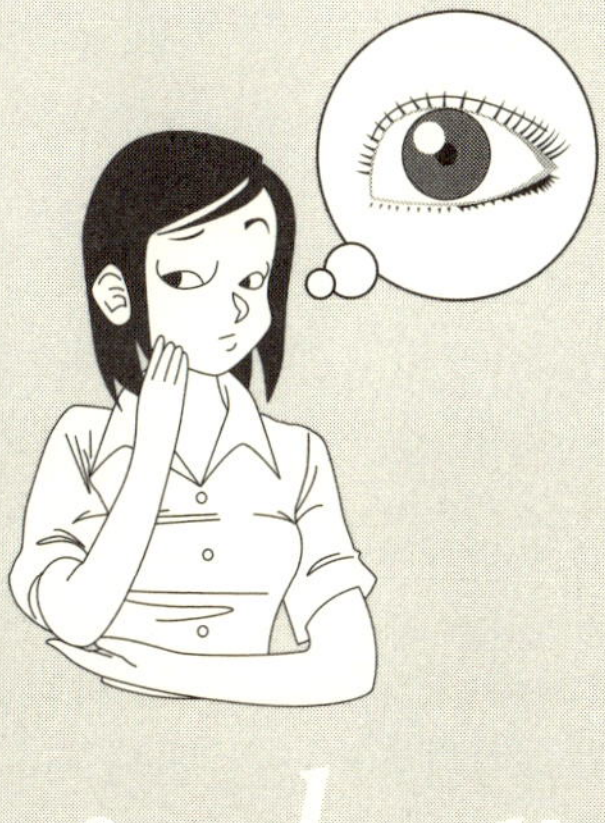

Ⅳ

自然な若さを取り戻す
シワ・たるみの治療術

年齢とともに重力や太陽光の影響や、生活上のさまざまなストレスなどから、顔にはシワが現れ、肌の張りやツヤも失われ、目の周りや頬、首などにたるみが生じてきます。肌の老化は二十代から始まると言われますが、老化のメカニズムは、未解明な部分も多いのが現状です。

浅い小ジワなどは前述したピーリングなどでかなり改善できますが、進行したシワには、別の手段が必要です。肌の老化に伴うシワやたるみを取り除き、若さを取り戻す治療法がフェイスリフトです。

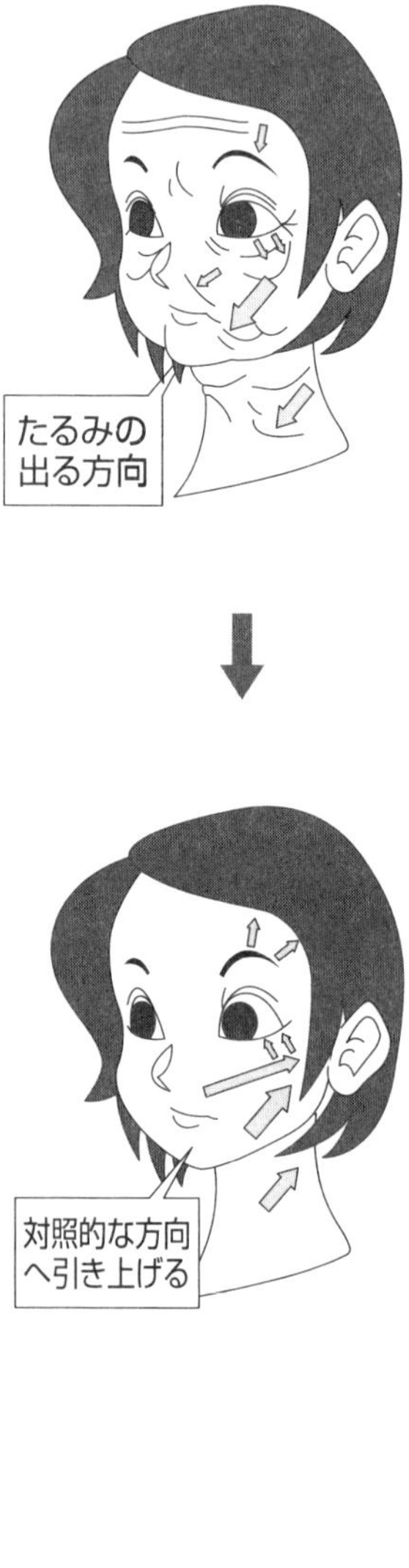
たるみの
出る方向
対照的な方向
へ引き上げる

顔にはさまざまな表情をつくりだす筋肉（表情筋）が非常に多くあり、皮膚はこれらの筋肉とともに頻繁に伸縮しています。このため顔にはシワができやすいのです。加齢につれて、表情筋が衰え、皮膚の諸機能の低下とともに、シワやたるみが生まれてきます。

フェイスリフトは、こうした老化した肌のシワ・たるみを、目立たないところから切開して、皮膚をバランスよく引っ張って縫合し、再び肌に張りを戻す技術です。

フェイスリフトは、すでに十九世紀末にヨーロッパで行われた記録が残っており、その後アメリカで盛んになり、確立された手術です。日本でも戦後から半世紀にわたって数多くの手術例があり、安全で、信頼性の高い手術法となっています。

SMAS式フェイスリフトの自然な仕上がり

スキンケアクリニックでは一般のフェイスリフトと異なり、内側から若返りを実現するSMAS式フェイスリフト術を行っています。

多くの美容クリニックでシワ取りと呼ばれているフェイスリフトは、余った皮膚だけを引っ張りますが、SMAS式フェイスリフトは、表情筋のSMAS筋膜という部分から張りを戻して、たるんだシワになっている皮膚を引き上げるため、術後の効果を長く維持でき、自然な表情のまま、シワやたるみをなくすことで、見た目でも一〇歳以上若返ることが可能となります。

具体的には、耳の付け根や髪の中など、治療の跡が目立たない部分を切開して、余分な皮膚を取り、同時にSMAS筋膜も修正します。

シワの出やすい部位としては、額・眉間・目尻・まぶた・頬・口のまわり・首などがありますが、SMAS式フェイスリフトによって、顔から首までのほとんどすべてのシワやたるみを取り、張りのある肌に戻すことができます。

治療後には、表情筋のトレーニングについても説明し、筋肉が衰えないように心がけていただきます。

こうした総合的な治療によって、豊かな表情を生かしたまま、自然で持続性の高い若返りが可能になるのです。

SMAS式フェイスリフト

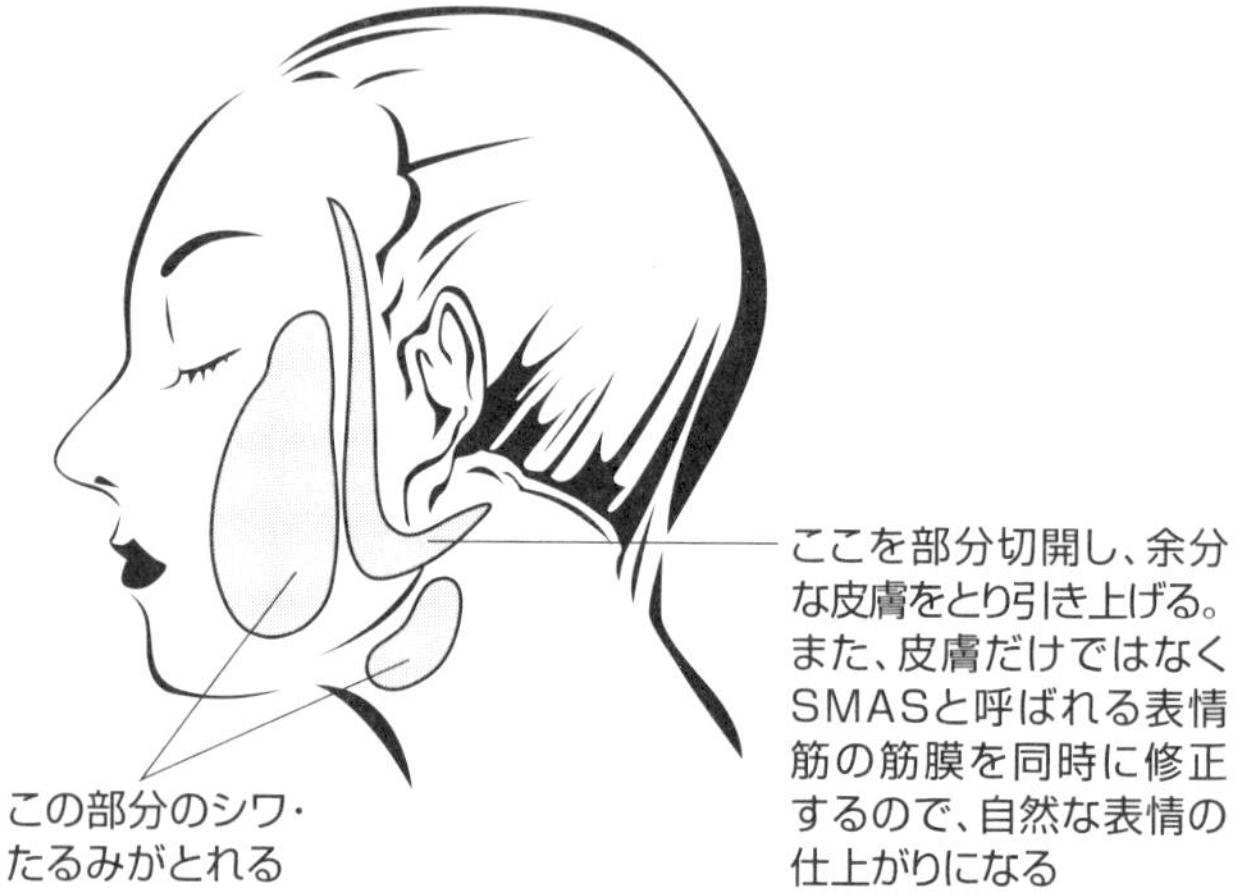
ここを部分切開し、余分な皮膚をとり引き上げる。また、皮膚だけではなくSMASと呼ばれる表情筋の筋膜を同時に修正するので、自然な表情の仕上がりになる
この部分のシワ・たるみがとれる

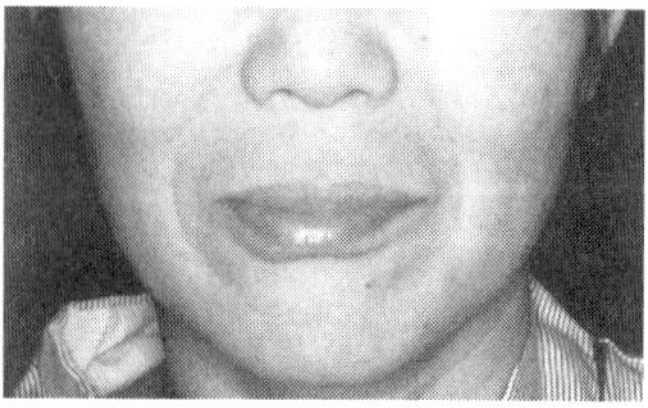
Before：術前

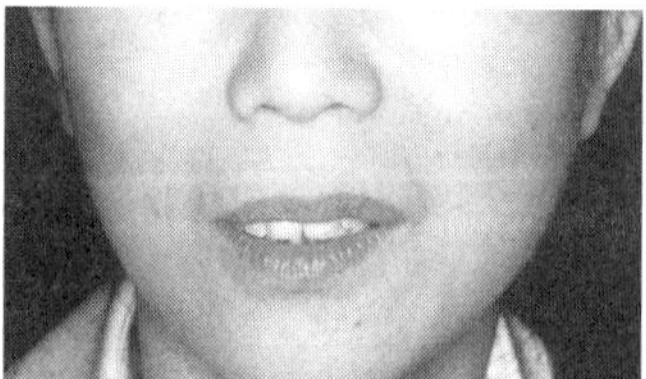
After：術後

気になるシワの部分的な修正も可能

顔全体のシワを治療するのではなく、気になる部分のシワやたるみだけを取ることもできます。

額の横シワと眉間のシワや、年齢が出やすい目元のたるみやシワを取る手術もあります。その場合、目立たない髪の中を部分切開して手術を行います。髪の中なので、毛根を傷つけないように注意深く切開し、傷が目立たないよう縫合するため、熟練した技術が必要です。必要に応じて、シワの原因となる老化で弛んだ筋肉に対しても、修正を施すことで確実に若返ります。

眉間や額のシワは、一般的に注入療法による治療が多い箇所ですが、顔をしかめたときにできやすく〝怒った印象〟を与えやすいものです。長期的な改善を希望するようであれば、持続性の高い手術をお勧めします。

目の周りをよく観察すると、皮膚が伸びている場合や皮膚が厚く垂れ下がる場合、膜がゆるんで包んでいた脂肪が押し出されてふくらんでいる場合など、いろいろなケースがあります。それぞれのケースに合わせて適切な処置がありますので、事前にカウンセリングや医師の説明により、よく確認しておくことが大切です。

小鼻の脇から口の横に伸びる鼻唇溝（人相学では法令線）のシワは、側頭部の髪の中から耳の形に沿って切開します。同時にアゴのたるみも取ることができます。

首の縦ジワ・横ジワを取るときも切開する場所は基本的に同じなので、同時に行うこともあります。この場合も、スキンケアクリニックでは、首の筋肉である広頸筋がたるんでいるときは、しっかり持ち上げて固定しますので、自然で持続効果の高い若返りを果たすことができます。

いわゆる二重アゴと言われるアゴのたるみの修正では、必要に応じて脂肪吸引もあわせて行います。少しのたるみだけを気にしている場合では、アゴの下を小さく切開する方法もあります。

このようにフェイスリフトは、いくつかの部分的な手術法によって構築されていて、一般にはこれらを総称してフェイスリフトと呼んでいます。そのため、気になる部分だけを治療することもできますし、同時に治療したほうが体の負担も軽く、費用の面でも効率がよいといったケースもあります。

手術を受ける際は、どういう手術で、どこのシワが取れて、どれくらいの効果がいつまで続くかを、よく確認することが重要です。

こめかみのくぼみを解消

フェイスリフトと関連する若返りの治療では、こめかみのくぼみを矯正する手術もよく行われます。こめかみは年齢の表れやすいところで、加齢とともにこめかみの肌の張りが失われ、くぼみが目立つようになります。

表情筋がゆるんだり、脂肪や皮膚の弾力繊維が衰えてくるためで、多くの人の目にさらされる女優やモデル業の人は三十代後半ぐらいから、この部分の治療をよく受けます。

こめかみ矯正ではシリコンプロテーゼを挿入する方法、ヒアルロン酸やコラーゲンの注入物で対処する方法、両者を組み合わせる方法があります。状態によって適不適もありますが、こめかみ矯正によって、かなり若返った印象になります。

プロテーゼを使うこめかみ矯正では、側頭部を切開しますので、合わせて目尻のシワを取ることもできます。

こめかみ矯正

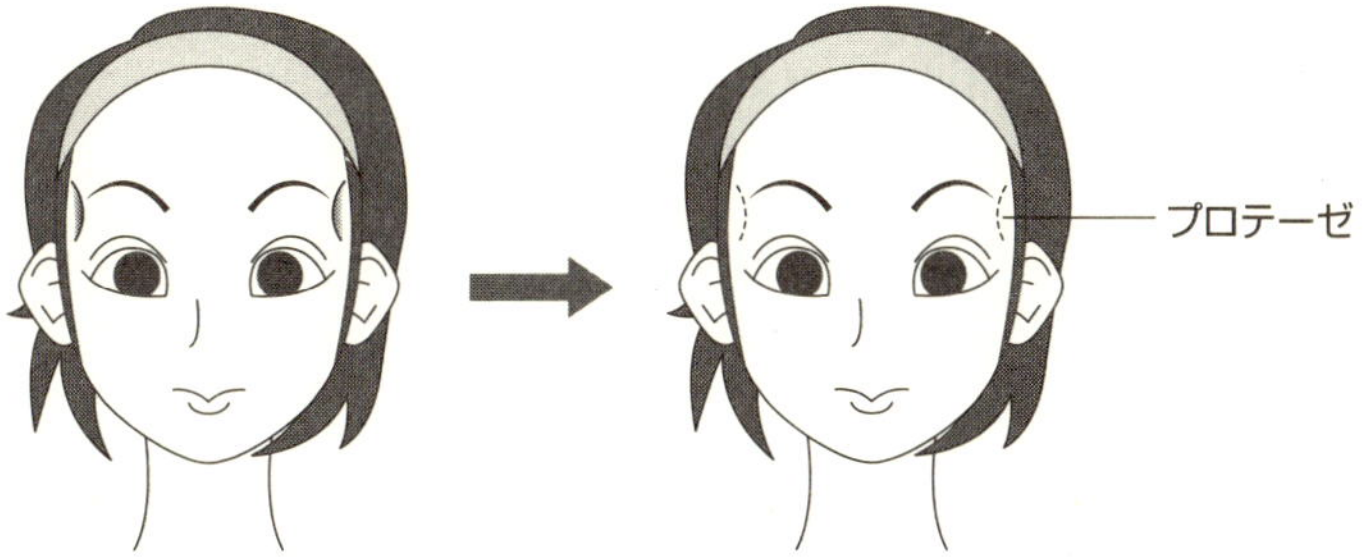

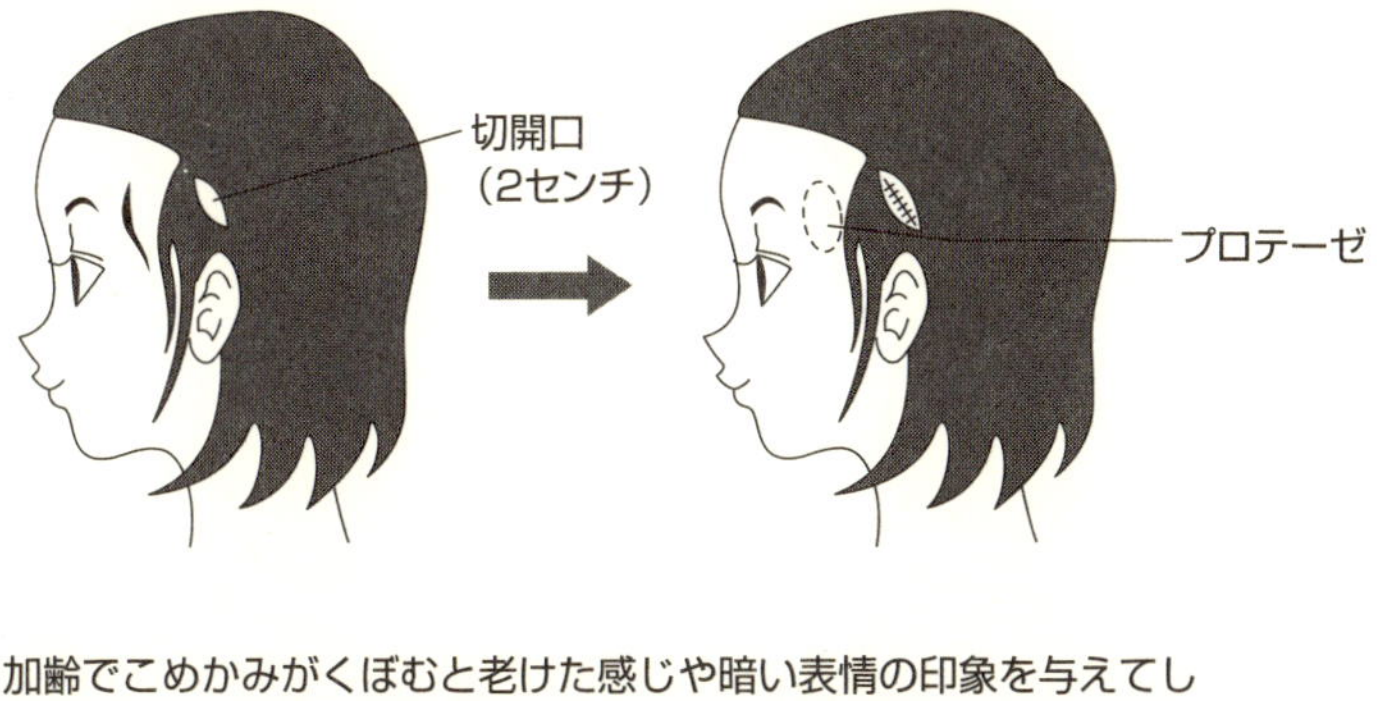

加齢でこめかみがくぼむと老けた感じや暗い表情の印象を与えてしまいます。プロテーゼを挿入することで、輪郭を整え、美しく若々しいフェイスラインにすることができます。プロテーゼは軟骨と同じ硬さのもので体には害はありません。

注入法によるシワの解消やふくよかさの回復

本文Ⅲの「美しい鼻すじ・口もと・フェイスライン」でもふれた、ヒアルロン酸やコラーゲンなどの注入法を使って、手軽にシワを解消することもできます。

加齢はたるみとして表れるばかりでなく、肌の張りも失われていきます。仕事が忙しく、なかなか休みが取れない方でも、安心で手軽に行える簡単な解消法としても、注入法は有効です。体に吸収される安全な注入物を少量注射をするだけで、肌に張りをもたせ、ふくよかさを回復することができ、若々しさを取り戻せます。

注入法の効果があるシワとしては、額の横ジワ・眉間の縦ジワ・鼻の横ジワ・目尻のシワ・小鼻から口に広がる鼻唇溝のシワなどがあります。

細い注射針でくぼみやシワにそって注入するので、ハレもほとんどなく、すぐに日常生活に戻れます。アメリカでランチタイム・インジェクション（注射）と言われとても人気があります。

一回の注入でももちろん効果はありますが、初めて注入される方や、より自然な仕上がりを求める人には、数回に分けて注入することもあります。

体に吸収される安全なものを使うため、効果の短いものは三カ月から半年、長いもので半年から一年ほどです。肌の張りを維持するには、この期間を目安に再注入することが必要になります。

シワを取る若返りの方法（アンチエイジング）には、ピーリングを含め、フェイスリフト、フィラーなどいくつかの方法があります。自分の状況と希望を医師とよく相談した上で、自分に適した治療を選択するようにしてください。

V

魅力あるバストに

顔の治療ほどではありませんが、胸も来院者の相談が多い部位です。

女性らしい丸みをアピールするポイントであると同時に、胸のラインを強調する下着や衣服も多く、夏になって薄着になれば、人々の注目にさらされる機会も増えます。女性にとっては、思春期以降に強く意識させられる部位の一つでしょう。

美容外科の先進国アメリカでは、豊胸術は広く普及しており、ありふれた治療の一つになっています。日本でも最近の美容外科への意識変化を反映してか、年々豊胸術を受ける人が増加しています。

豊胸術は、戦前からさまざまな方法が試みられていますが、最近十年をとってみても、いろいろな変遷があります。

まず一九六〇年代から乳房の触感に近いことを理由に、シリコン・ジェルバッグやゲル状のシリコンが盛んに使われました。八〇年代後半になって、アメリカでさまざまなトラブルが報告されて、一九九二年にＦＤＡ（アメリカ食品医薬品局）が使用中止要請を出したことがあります。また、脂肪吸引によって取り出した自己脂肪を注入する方法も注目を浴びましたが、最近になって、さわっても分からないシコリが数多く体内に残り、マンモグラフィー（レントゲンより精度の高い検査機）による、乳ガンの検査の妨げになることが分かってきました。

その一方で、シリコン・インプラントを見直す意見が聞かれるようになる（トラブルへの因果関係が否定されている）、という具合です。

美しいバストの形

バストの形や大きさは、下図のようにいろいろなタイプがあります。日本人には皿形のバストが多いと言われています。

このため、ボリュームを求めてバストアップを望む方が多いのですが、もちろん大きくなるだけで良いわけがありません。豊胸ではバストを大きくしながら、美しい形に整えることが求められます。

美しいバストは、下図のようにバランスがとれていることが、大

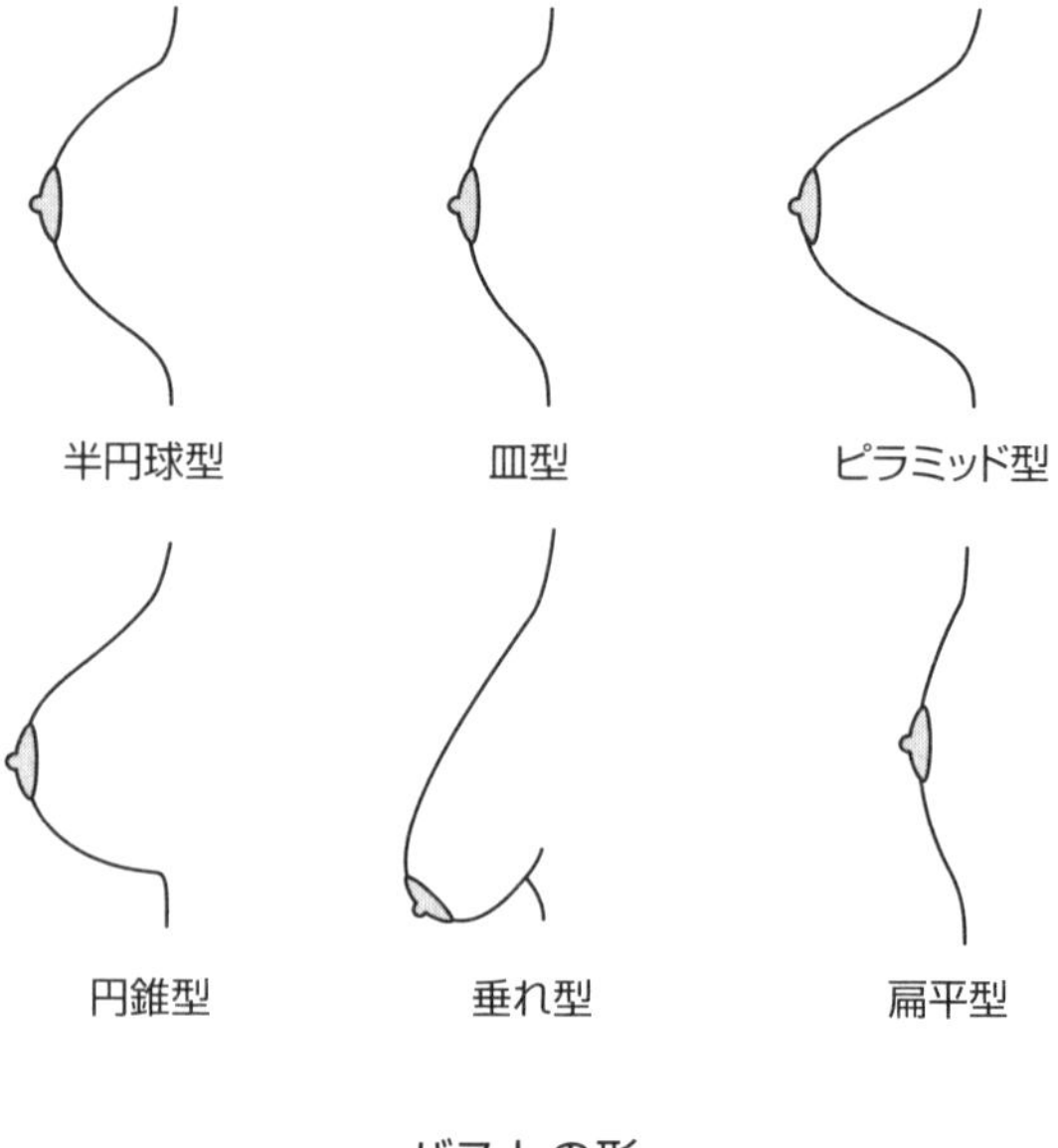

半円球型
皿型
ピラミッド型
円錐型
垂れ型
扁平型

バストの形

事なポイントになります。

スキンケアクリニックでは、こうした美しい魅力あるバストラインを考慮しながら、豊胸術を行っています。

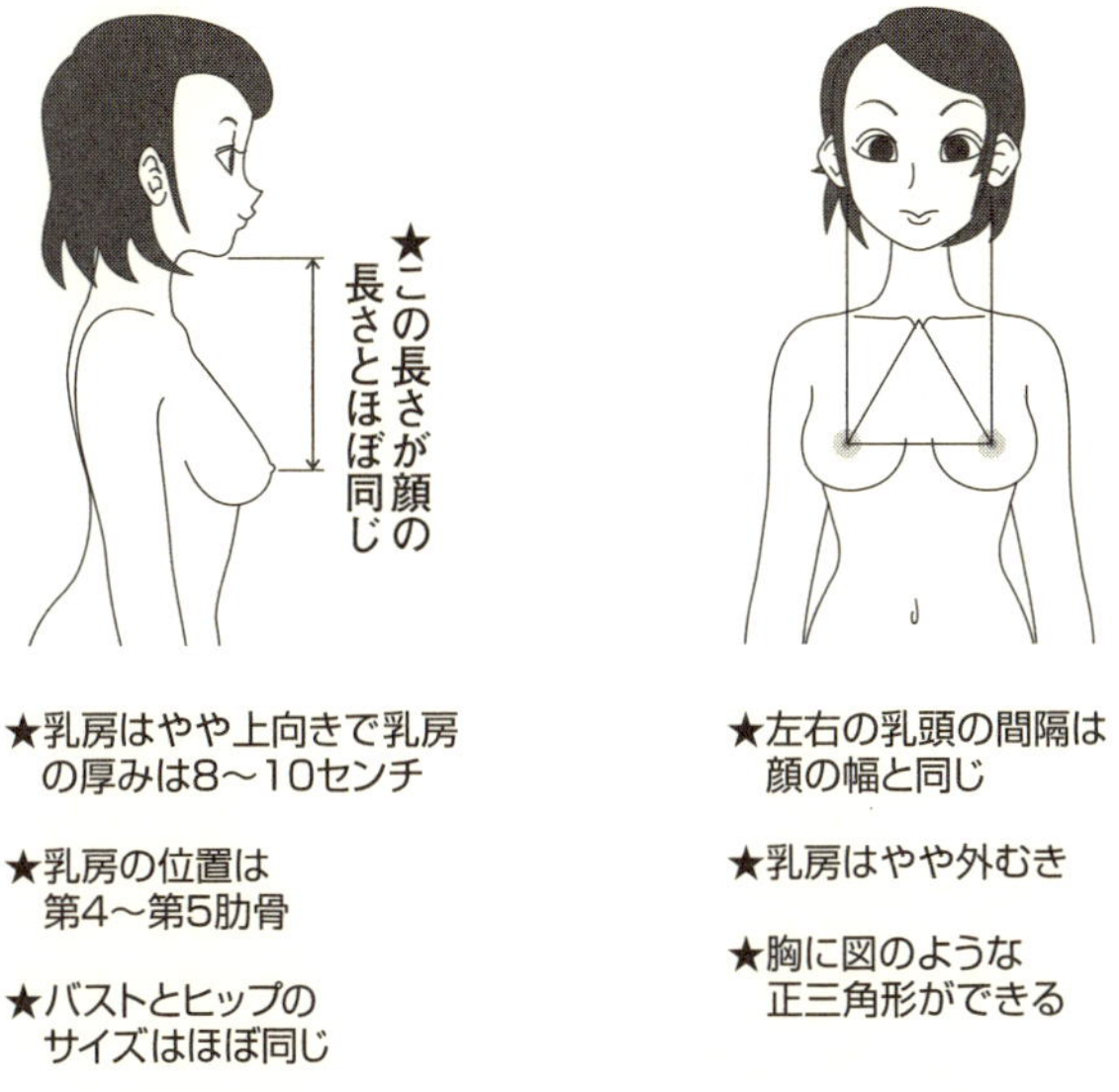
★この長さが顔の長さとほぼ同じ
★乳房はやや上向きで乳房の厚みは8〜10センチ
★乳房の位置は第4〜第5肋骨
★バストとヒップのサイズはほぼ同じ
★左右の乳頭の間隔は顔の幅と同じ
★乳房はやや外むき
★胸に図のような正三角形ができる

美しいバストの基準

生理食塩水バッグによる豊胸術

生理食塩水バッグ法は、生理食塩水を詰めたバッグを乳房の下に入れるものです。バッグを折りたたんで入れた後で、生理食塩水を注入するため、切開部分が小さくて済むのがこの方法の大きな利点の一つです。

内容物の生理食塩水は、血液と同じ濃度を持っており、点滴などにも使われる、きわめて安全性の高いものです。仮にバッグから漏れ出たとしても、体に吸収され、まったく無害です。

またバッグの形態をとっているのは、何らかの原因で取り出さなければならなくなったときに、容易に取り出せるようにするためです。バッグに使われる素材は、人工心肺や人工血管にも利用される、医療用シリコン素材のものです。

バッグの表面の形状には、ツルツルのスムースタイプと、ざらざらのテクスチャードタイプの二種類があり、形も薄い鏡餅のようなラウンド型と、最初から滴のようになっているアナトミカル型があります。形についてはラウンド型を使うのが一般的です。サイズはいろいろあります。

なお、生理食塩水バッグによる豊胸は、永久のものであるとはかぎりません。これは生理食塩水を注入する逆流防止弁から、わずかに液がもれることがあるからです。まれにこれがもとでバッグが破れてしまうこともあり、健康上はまったく問題ないのですが、その場合は入れ替えが必要になります。

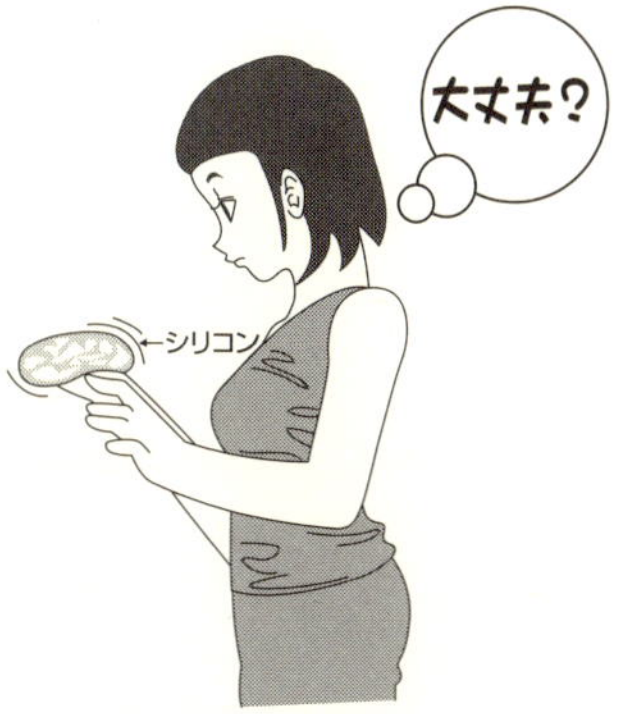

乳腺下法と大胸筋下法

バッグを胸に入れる際には、挿入する場所によって、乳腺下法と大胸筋下法があります。両者にはそれぞれ利点があり、体質や体型によっても適不適もあって、どちらの方法にするかは希望のサイズなども考慮しながら、相談のうえ決めます。

乳腺下法では、ワキの下の深いシワや乳輪の下側の境目かバストの下側のシワにそって二センチ程度切開し、乳腺のすぐ下にバッグを入れます。授乳・ダイエットなどで胸が下がりぎみの人に向いている方法です。

大胸筋下法は、ワキの下の深いシワかバストの下側のシワにそって二～三センチ程度切開し、乳腺の下にある大胸筋の下側にバッグを入れます。胸の小さい人が、ある程度バストにボリュームを出したいときに向いている方法です。国際美容外科学会が認定している方法でもあります。

いずれの場合も、乳腺を傷つけないように注意深くバッグを回り込ませます。妊娠や授乳に影響することはありません。

もちろん、バストラインに最大限の配慮をしてバッグの位置を決めますので、きれいで魅力あるバストを得ることができます。

乳腺下法

乳腺下法とは乳腺の下にバッグを挿入する方法です。元々ある程度胸のある方や、授乳後少し垂れてしまった感じのある方に適応されます。アプローチは大胸筋下法と同じワキの下もしくは、乳輪下、乳房下になり、傷あともほとんど目立ちません。

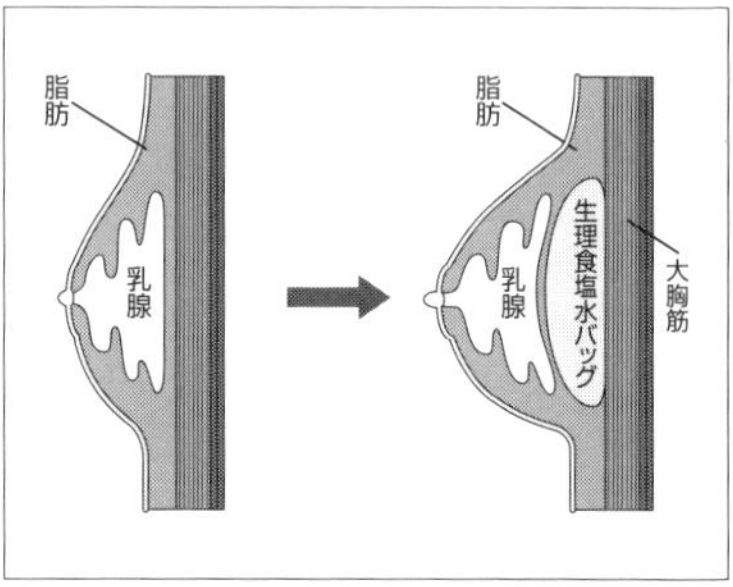

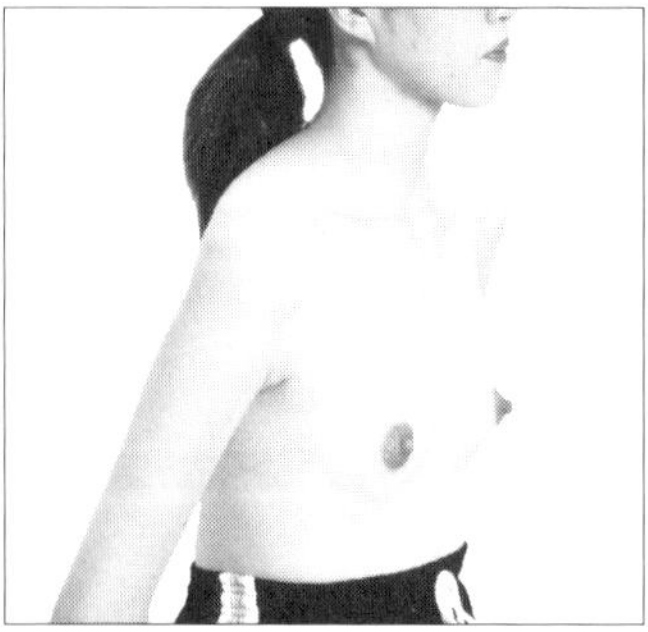

Before：術前

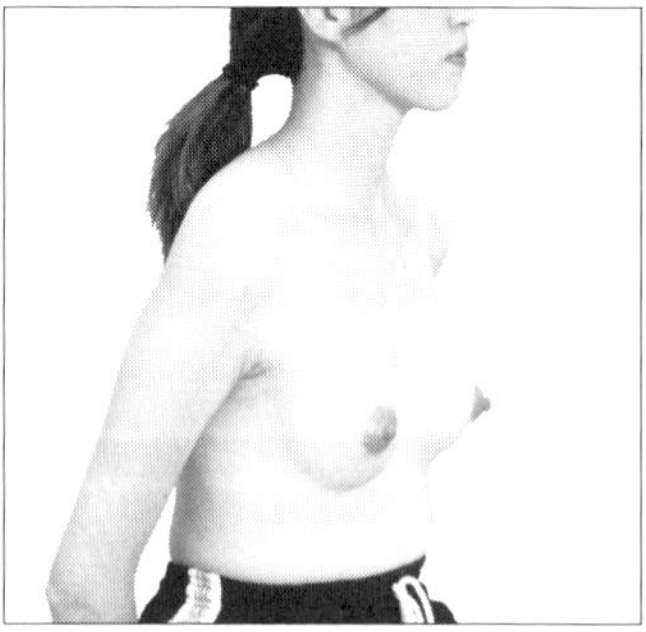

After：術後

大胸筋下法

大胸筋下法とはワキの下を2～3㎝切開し、大胸筋という胸の筋肉を剥離します。そうしてできたスペースにバッグを挿入します。切開部の傷あとはワキの下の深いシワに沿ってますのでほとんど分かりません。

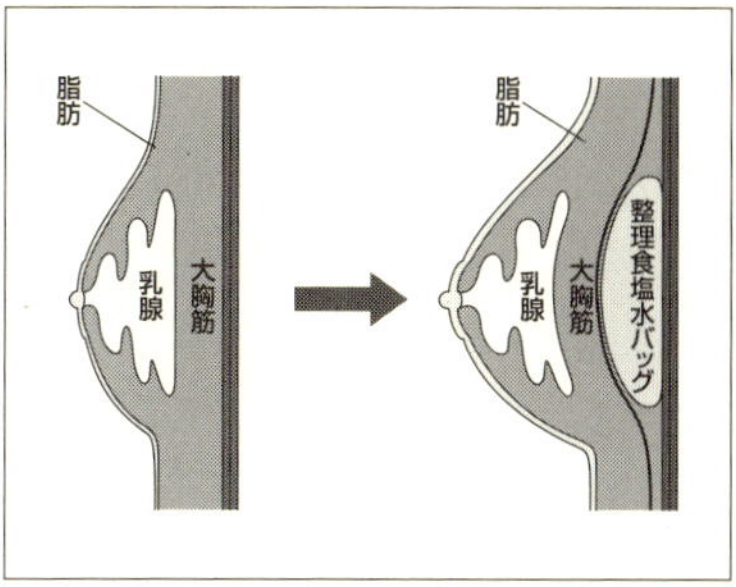

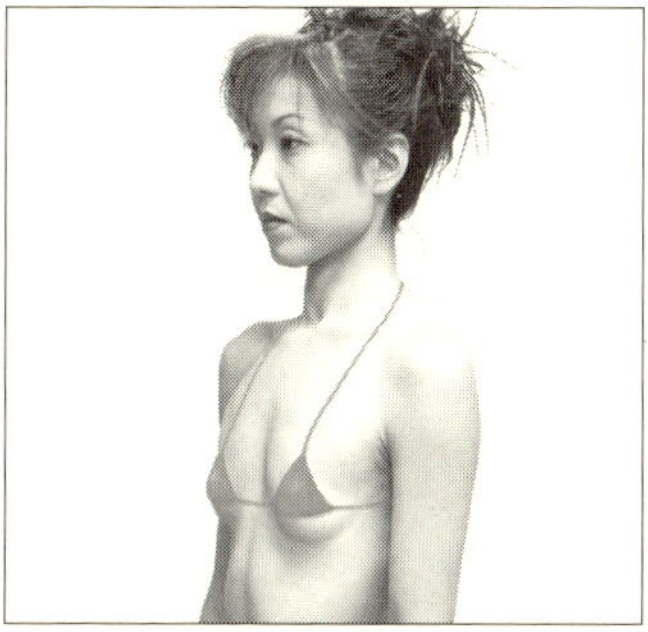

Before：術前

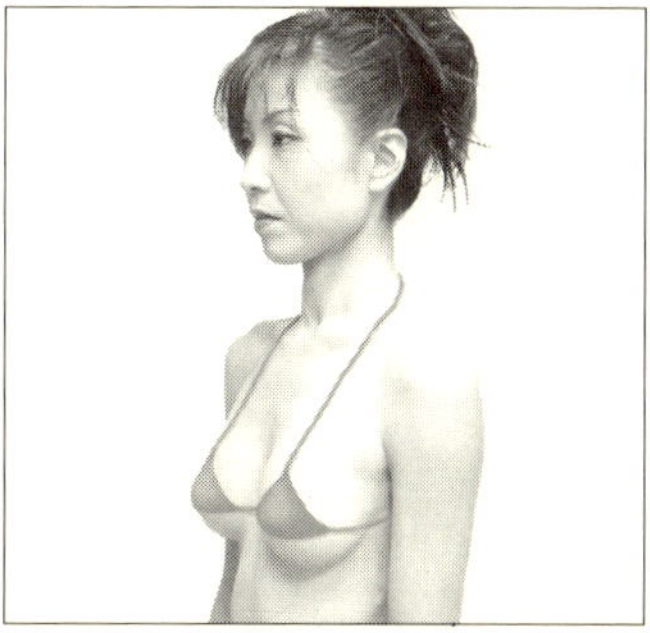

After：術後

様々なバッグを使用する豊胸術

生理食塩水以外にもバッグの内容物はいろいろあります。大きく分けると、ハイドロジェルタイプとシリコンジェルタイプです。

ハイドロジェルは生理食塩水に高分子ポリマーを混ぜてジェル状にしたものです。混入した高分子ポリマーによって、いくつかの種類があります。カリボキシメチルセルロース（CMC）がその触感から有名になりましたが、二〇〇二年、生産国のフランスにおいても使用・販売中止になりました。

シリコンジェルは触感が最も高く評価されているものですが、本章のはじめでもふれたように、一九九二年FDAが使用中止にしています。発ガン性などの因果関係は否定されましたが、バッグが破れた場合の処置の難しさなどが課題でした。

そこで、液状シリコンジェルの触感を多少犠牲にしながらも、漏れたときに流出しにくくするため、粘度を高めたコヒーシブ（cohesive）タイプが登場しています。生理食塩水バッグよりも優れている触感の良さが魅力となっています。

整胸術のいろいろ

胸に関する悩みは豊胸だけにかぎりません。大きすぎる胸を小さくしたい、下がったバストを引き上げたい、広がった胸を引き締めて形を整えたい、あるいは左右のアンバランスを治したい、といった要望も少なくありません。

また乳房の形を整えるだけでなく、大きすぎる乳首や亀裂が気になることや、乳首がくぼんでしまっている陥没乳頭で授乳に不安を覚える（授乳障害として明らかに機能疾患であるケースもあります）、左右のバランスなど、乳首の形についての悩みもあります。

乳輪についても、大きすぎる乳輪を小さくしたい、形を整えたいといった要望もあります。

乳首については形ばかりでなく、色合いに対する関心も決して低くはありません。

こうしたさまざまな整胸術についても、多くの治療技術がすでに確立されていますので、相談に来院されるといいでしょう。

整胸術（乳房挙上、乳房縮小）

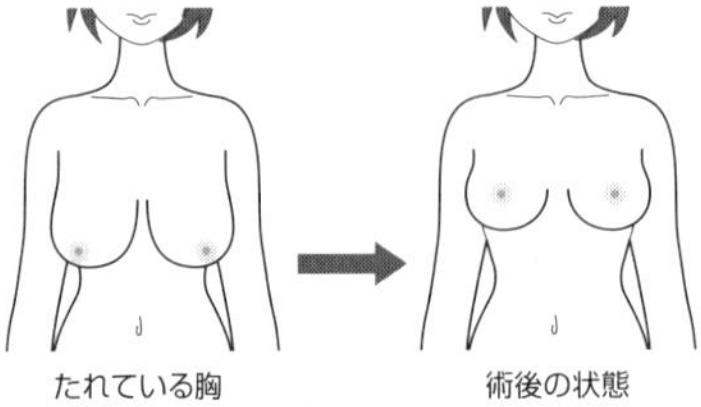
たれている胸
術後の状態

乳頭・乳輪の治療

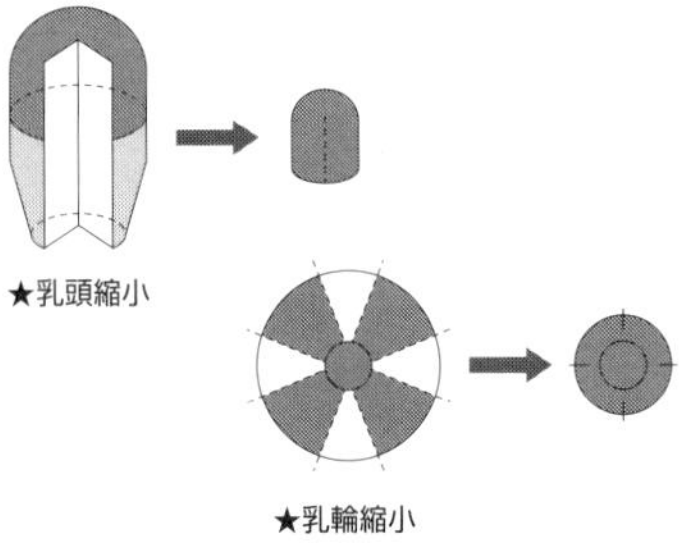
★乳頭縮小
★乳輪縮小

乳房の異常

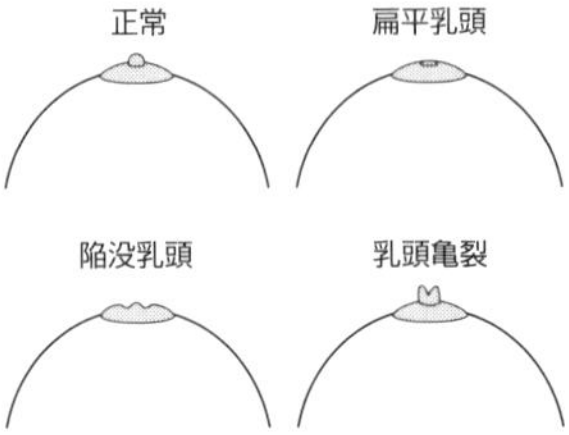
正常
扁平乳頭
陥没乳頭
乳頭亀裂

Ⅵ

余分な脂肪を取って ボディラインを整える

ダイエットという言葉はいたるところで目にし、耳にします。男女を問わず、老若を問わず、驚くのは太い細いを問わずに、その言葉を口にすることです。ちょっと大げさに言えば、みながみな、やせたい、やせたほうが良いという願望を持っているかのようです。ある調査によると、女性の八割がやせたいと願っており、半数を超える人が、何らかのダイエットを試した経験があると言います。

理由は美容のためのほか、健康のためであることもあります。多すぎる体脂肪が、さまざまな病気の誘因になることは、よく知られています。

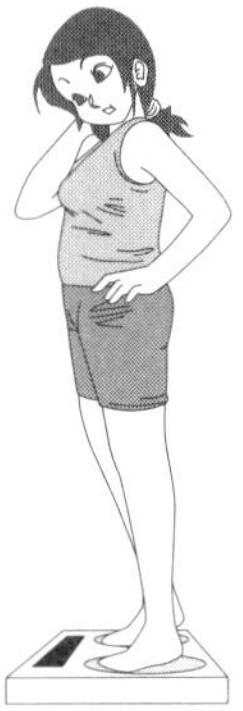

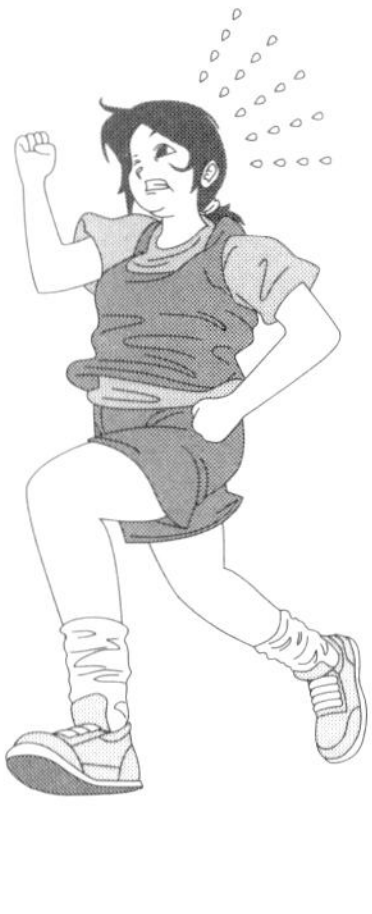

ダイエットでは落ちにくい脂肪も取れる

脂肪吸引の一般的なメリットとしては、長期間の食事制限や運動など多くの手間や労力、心理的な負担を払わずにやせられることのほか、やせたい部分の脂肪だけを取れるという点があります。

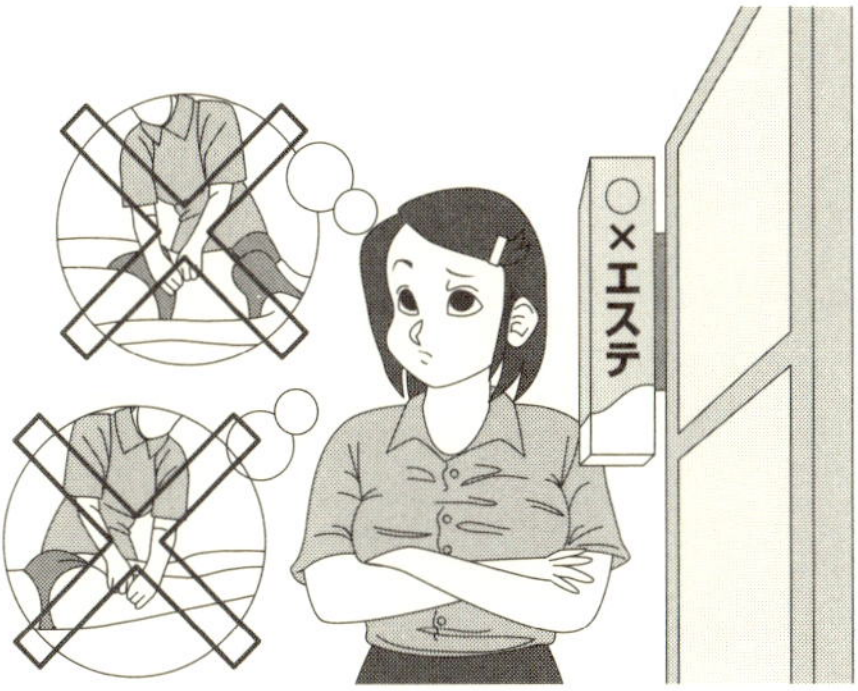

原因はまだよく分かっていませんが、体には脂肪がつきやすいところとつきにくいところがあります。そして、脂肪のつきやすいところは、カロリーなどを制限してもなかなか脂肪が落ちません。

とくにセルライトと呼ばれる皮下の脂肪の塊は、体内の老廃物や水分と結びつき、血流とも疎遠なところに吹き溜まりのようにたまるため、カロリーを制限しても、もともと取れにくい仕組みになっています。女性に多く、八〇パーセントの女性に見られると言われるセルライトは、肌をよじったときに表面の凹凸（ぶよぶよした肌）として現れます。

脂肪吸引とは、簡単に言うと脂肪細胞の数を減らす治療のことです。

脂肪細胞の数はだいたい思春期までに決まってしまい、その後増えることはないので、減らしてしまうのがベストな方法と言えます。

例えば、痩せにくい二の腕や太ももなど、あなたの希望の場所を吸引することで全体的にバランスの取れた体型にすることができます。また、脂肪吸引はボディの「部分修正術」とも言えるのではないでしょうか？

もちろん、リバウンドはありません。これがダイエットなどの痩身と大きく違う点と言えるでしょう。

治療方法は、カニューレという小さな穴の開いた管で、脂肪を吸い取っていくのが一般的です。

カニューレを挿入する穴は、最大でも五ミリ程度ですので、傷あとはほとんど目立ちません。これだけ聞くと、至って単純で簡単な治療かと思われますが、「どの部分をどのくらい吸引すれば、どういう体型になるのか」を熟知していなければ行うことはできません。熟練を必要とする手術のため、担当医の経験とセンスが決め手とも言えます。

【ダイエットの場合】

脂肪細胞を小さくすることで、ほっそりとしたボディを作り出せますが、リバウンドする可能性があります。

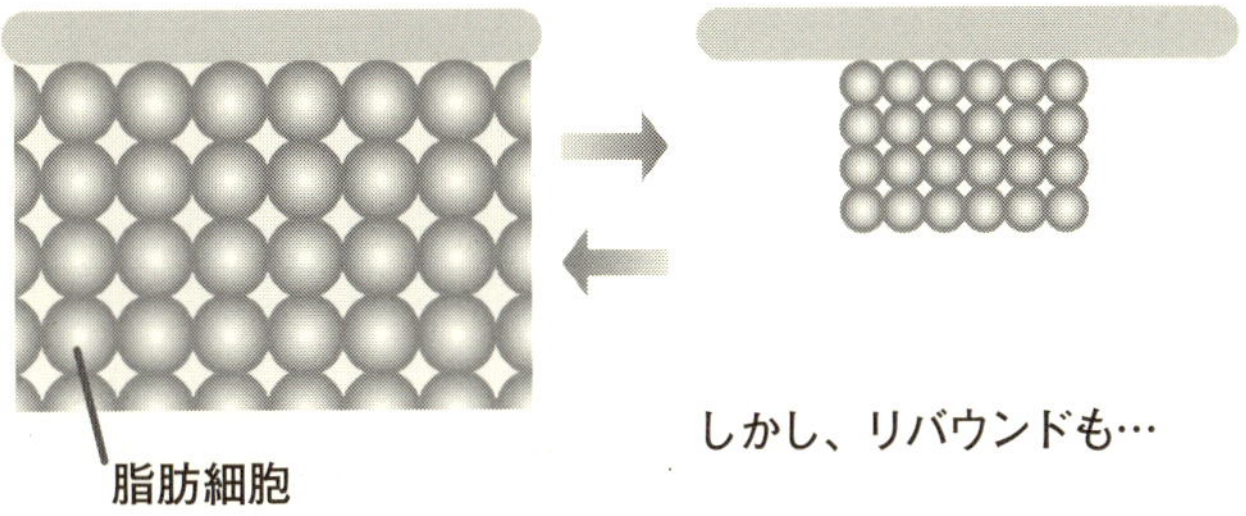

脂肪細胞
しかし、リバウンドも…

【脂肪吸引の場合】

脂肪細胞の数そのものを減らすため、リバウンドの心配もなく、気になる部分だけを痩せさせせることができます

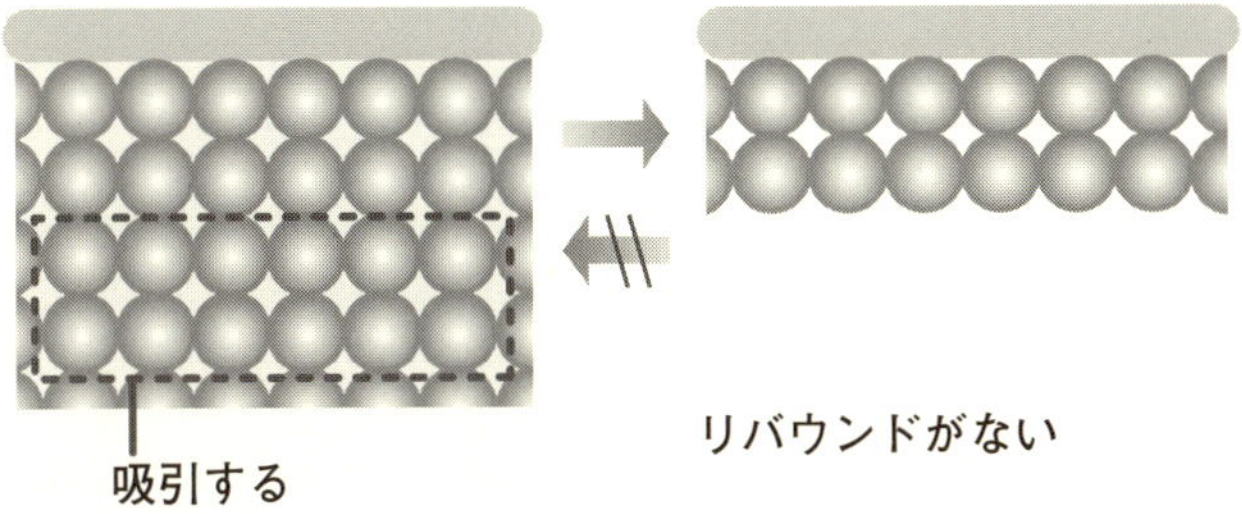

吸引する
リバウンドがない

脂肪吸引のメリット

脂肪吸引では、気になるところだけを部分修正できるので、痩せたくないところはそのままで、メリハリのあるボディラインを作ることができます。

無理なダイエットやエクササイズで体型を細くしようとした場合、女性が最も痩せたくないと思っているバストも小さくなりやすく、張りがなくなったり、下に垂れてしまったりすることが多いようです。

また、脂肪細胞の約六〇〜七〇%は減少するため、治療後は治療範囲が太りづらくなり、体型を維持しやすくなります。

ダイエットのような食事制限をしないので（当然食べすぎは注意）、リバウンドの心配がありません。

脂肪吸引可能な場所

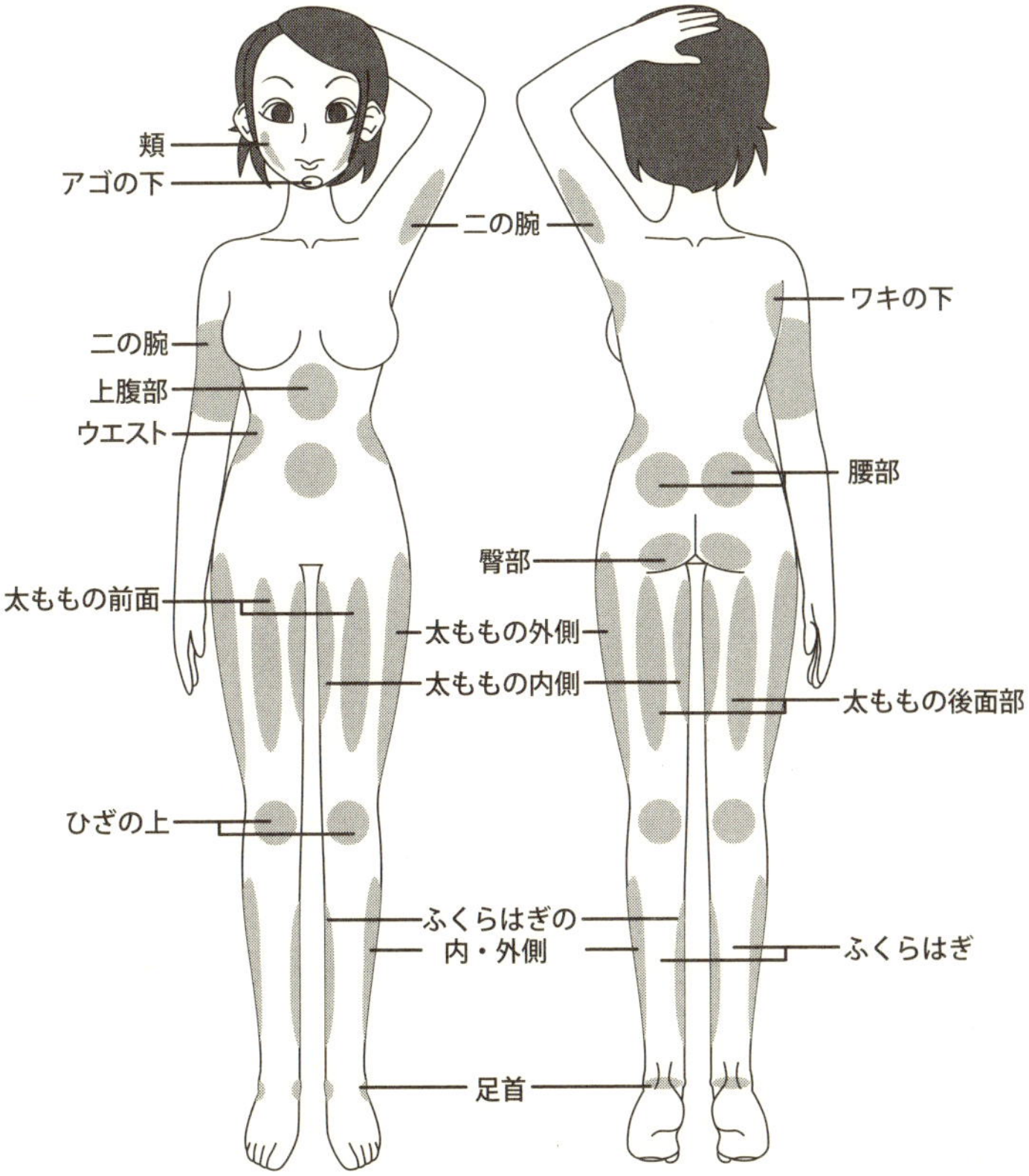
頬
アゴの下
二の腕
二の腕
上腹部
ウエスト
ワキの下
腰部
臀部
太ももの前面
太ももの外側
太ももの内側
太ももの後面部
ひざの上
ふくらはぎの
内・外側
ふくらはぎ
足首

切らない脂肪吸引「メソセラピー」
——二種類のアミノ酸で脂肪を溶かす

メソセラピーは「脂肪溶解注射」とも呼ばれ、ここ最近の美容外科業界にて「切らない脂肪除去」として行われている治療方法です。メソセラピーは、医師によって開発されたもので、フランスには約一万五〇〇〇人のメソセラピストがいます。世界的にも認められており、韓国では約二〇〇〇のクリニックでメソセラピーの治療が行われています。

本来メソセラピーは、ニキビ治療・関節炎・運動によるケガなどに適用されてきましたが、ヨーロッパでは、脂肪除去（痩身）やセルライト除去（脂肪繊維の除去）などの美容面でも導入されてきました。

メソセラピー（脂肪溶解）は脂肪溶解剤（二種類のアミノ酸）を注入することで、①脂肪吸収内部シグナルの妨げ、②脂肪部分の除去、③脂肪放出の誘発、④血液循環の改善、⑤エネルギーの燃焼などが促進され、注入部位への引き締めが期待できます。

さらにセルライト（脂肪の繊維組織）の生成要素に働き、セルライト除去と減少を促進させます。

以上のような痩身・セルライト除去といったメソセラピーの効果を用い、狭い範囲での「切らない部分やせ」（二の腕、足首、頬、二重アゴ等）や広い面積での「切らない広範囲やせ」（腹部、太もも等）が可能となりました。

治療に要する時間は、場所や範囲にもよりますが、目安として一箇所（15センチ×10センチ）、五分程度です。

施術については極めて簡単で、メソセラピー注入部位に数箇所注射し、脂肪溶解剤を少しずつ注入していきます。注射時の痛みはほとんどありません。

施術後はすぐに帰れますし、日常生活に支障はありません。ただし、当日の入浴は避け、シャワーを軽く浴びる程度になります。また、個人差はありますが、注入部位が熱感を帯びたり、かゆみ、赤み、時には皮下出血が見られることもありますが、数時間から一週間で消失します。

施術回数については個人差、施術部位により差はありますが、二週間ごとに四回が一クールとなります。

切らない脂肪吸引「カーボメッド」
――炭酸ガス注入効果でセルライトを分解

カーボメッドは、炭酸ガスを用いて、切らずに脂肪吸引と同様の効果を得る「切らない脂肪除去」治療です。この炭酸ガス療法は元来フランスで開発され、動脈硬化・血管障害による病気などに用いられてきました。

最近では世界で広く妊娠線（皮膚線状）の改善・動脈硬化・慢性関節リウマチなどにも用いられており、世界で認められ一般的な治療にも用いられている療法です。これを利用することで容易に脂肪を分解し、痛みもなく安全に脂肪を減少させることができるため、安心して受けることができます。

炭酸ガスを注入することでセルライト（脂肪の繊維組織）の結合を司る組織が砕け、トリグリセロイドに作用して脂肪を分解します。この作用が脂肪吸引と同様の効果を得る要因となります。

また炭酸ガスの注入は、新陳代謝の向上を促します。炭酸ガスを体内に注入すると、細胞が必要とする酸素が注入部位にたくさん集まり、細胞の新陳代謝が非常に活性化されます。結果、自己再生能力が高まり肌荒れ、老化防止（若返り）などの美容面での期待ができます。動脈硬化や血管障害の治療に用いられるのはこのためです。カーボメッドの効果は痩身・セルライトの分解だけでなく、皮膚の若返りにも非常に効果的です。脂肪除去をより確実に行うことを考えた場合は、脂肪吸引のあと二〜三週間後にカーボメッドを行なう組み合わせ治療が効果的でお勧めします。効果は脂肪吸引同様に永久に続きます。

カーボメッド治療に要する時間は場所や範囲にもよりますが、二〇〜三〇分程度です。施術については、痩せたくない部位に炭酸ガスがいかないように圧迫した後、非常に細い針を注入部位に刺入します。細い針のため痛みはありません。その後は炭酸ガスを注入するだけです（コンピュータ制御により安全設計されており、それぞれの方にプログラムしたスピード・流量で炭酸ガスが注入されます）。

初めての炭酸ガス注入時はセルライトが分解されるため、充満感や軽い痛みを感じる場合がありますが、二〜三回目以降は、初回ほどの痛みを感じることはありません。理想的には一週間に二回が理想ですが、毎日治療を受けても大丈夫なほど安全です。

施術後については、施行部位の軽度の発赤や、充満ガスによる硬結、施術直後は、多少プチプチとした違和感を覚える程度で、注入部位が多少膨らみますが、数分以内に改善します。また、針の刺入部位に軽度の内出血、軽い痛みを起こす場合がありますが、すぐに改善します。施術後は圧迫固定などの処置は特に必要ありません。

施術回数については、個人差、施術部位により多少の差がありますが、通常一週間で二回程度、四週間続けての一クール（合計八回）で効果が現れます。部位によっては、二クールのほうがより効果的な場合があります。

Ⅶ

ワキガ・多汗症の治療

日本人は清潔好きで、とても臭いに敏感な国民と古くから言われてきましたが、最近はさまざまな生活臭を消して、臭いのない世界を求めるようになっています。オフィスにしろ、マンションにしろ、外界から密閉され、気密性の高い空間になっているため、より臭気に敏感になっているのでしょう。

こうした嗜好の現れとして、ワキガをはじめとする体臭の相談に来院する人も、ずいぶん増えてきました。

かつて欧米人の八割にはワキガがあり、日本人は一～二割と言われていましたが、日本人の食習慣も変化し、社会全体の清潔化への変化のなかで、ちょっとした異臭も、目立つ環境になってきたのかもしれません。

ワキガ体質は優性遺伝であり、片親がワキガ体質の場合約五割、両親がワキガ体質の場合は約八割の確率で、遺伝することが統計的に分かっています。慣れている自分の体臭なので自覚がないこ

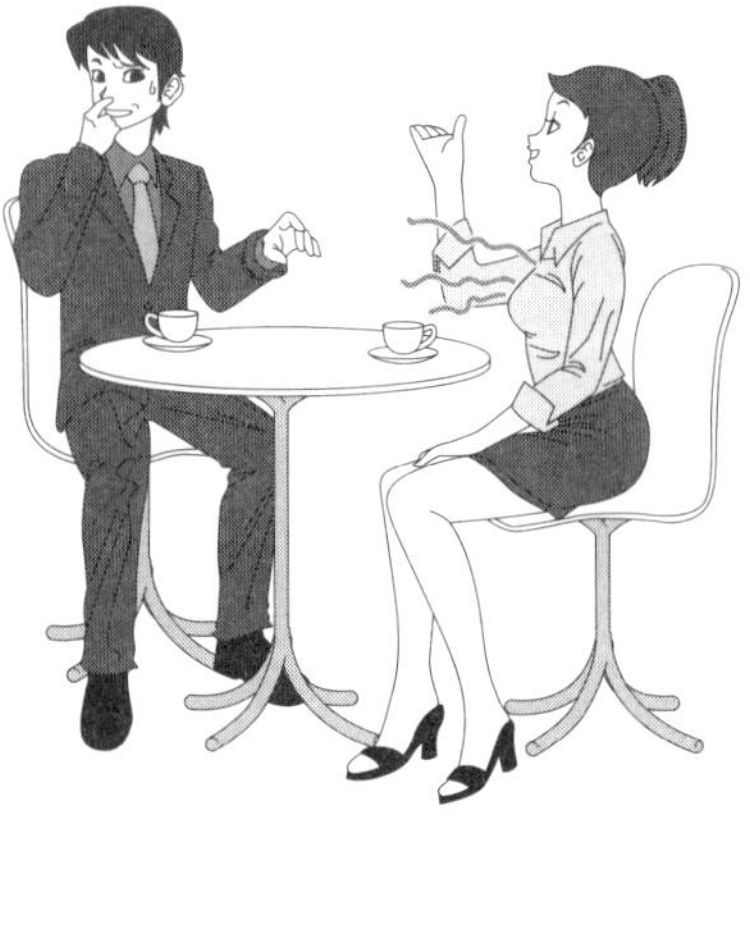

ともよくあり、他人に指摘されて初めて気づくこともしばしばです。
気になる人は簡単な自己診断法もありますので、以下をチェックしてみてください。

・汗をかきやすい
・汗の臭いが気になる
・家族にワキガ体質の人がいる
・服のワキの部分に黄色いシミができる
・ワキの下の皮膚の色が少し濃い
・ワキ毛が太い、または濃い
・耳垢が湿っている

このなかで一つでも思い当たる人は、ワキガ体質の可能性があります。ワキガが心配な人や臭いや汗に悩んでいる人は、医師に相談してみるとよいでしょう。

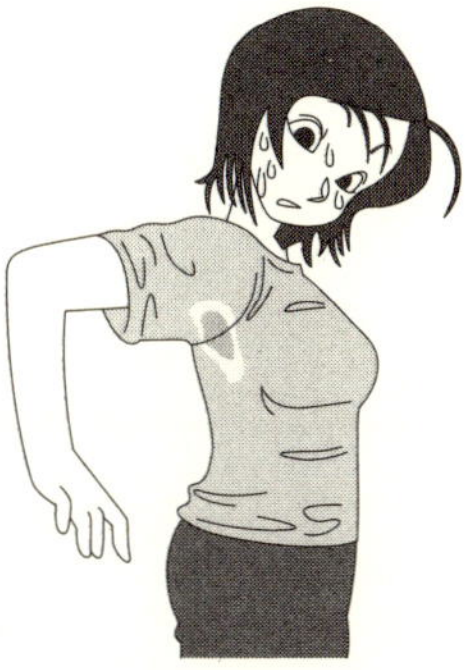

ワキガのメカニズム

ワキの皮下組織にはエクリン汗腺、アポクリン汗腺、皮脂腺の三つの分泌腺があります。三つの分泌腺から出る成分と、垢やよごれ、細菌とが組み合わさって悪臭が発生します。

エクリン汗腺は汗の代表格で、いわゆる水玉の汗を出す器官です。塩分を少し含んだ水分を主成分として、体温調節の役割などを果たし、全身のいたるところに分布しています。

汗そのものに臭いはありませんが、通常よりもかなり量が多いときは、多汗症として治療の対象になります。また、汗自体に臭いがなくても、汗が多く出ることで雑菌の繁殖を助長したり、蒸発するときには臭いをまきちらしたりする役割にもなるので、ワキガに間接的に影響があります。

ワキガの直接原因となるのは、アポクリン汗腺です。アポクリン汗腺はワキや陰部、肛門、へその周囲、耳の中など、体のなかでも特定の場所にしかありません。性ホルモンの強い影響を受ける器官でもあり、思春期のころ（早ければ小学生のころ）から活動が活発になって、その後六十歳くらいまで活動が続きます。

アポクリン汗腺から分泌される汗には、脂肪分やたん白質が含まれており、この成分を皮膚の表面や毛についている細菌が分解し、強い悪臭を発生させる原因となります。またアポクリン汗腺の汗は、衣服に黄色いしみをつくるもとにもなります。

一時的に消臭剤や薬品などで臭いを抑えることはできますが、ワキガを根本的に治療するには、まずこのアポクリン汗腺を取り除く必要があるのです。

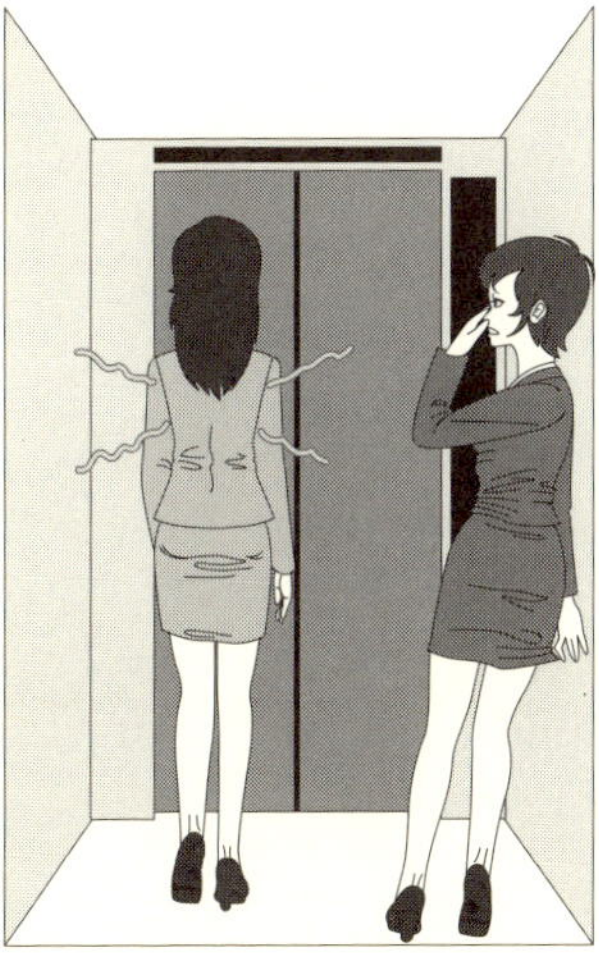

スキンケア式Wトリートメント法

ワキガ治療法にはいろいろな種類があります。それぞれの治療法には長所・短所がありますが、スキンケアクリニックで行っている治療は最も確実性があり、肌のダメージを最小限に抑えたスキンケア式剪除法です。

①切除法

この治療法は古くからある方法で、脇の下の皮下組織をそのまま切除して縫い縮めるものです。効果は確実ですが、かなり大きく切除しますので、手術の傷跡が目立ちやすく、患者さんへの負担も大きいという欠点があります。

②超音波吸引法

この治療法は、脇の下の皮膚を数ミリ程度切開し細い管を入れます。その管より超音波を発振させ、アポクリン腺などの組織を浮化したものを吸引して取り除く方法で、保険診

術　式	手術時間	通院	効果	総合評価
呼吸法	約30分	なし	30〜50%	×
そうは法	約40分	なし	50〜60%	△
超音波法	約30分	なし	50〜70%	△
イナバ式皮下組織削除法	約1時間	あり	70〜90%	○
剪除法	約1時間	あり	80〜90%	○
スキンケア式Wトリートメント法	約1〜2時間	あり	90〜95%	◎

療による治療の大半は、この方法になります。皮膚へのダメージが少なく回復が早い点は長所なのですが、アポクリン腺の多くが残ってしまうため、治療後しばらくは症状が消えても、すぐに再発するケースが多く、再治療が必要になってきます。

その他にも、さまざまな治療法がある中で、スキンケアクリニックでは、二つの効果的な治療を併用した最近の治療法で行っており、その治療について説明します。

③スキンケア式Wトリートメント法

この治療は、目で一つひとつ確認しながら取り除く剪除法と、スキンケア式皮下組織削除法とを組み合わせた治療法です。一〜二時間前後の時間をかけて、臭いの元となるアポクリン汗腺や汗の元となるエクリン汗腺を取り除いていくため、確実な効果が得られ、臭いはもちろん、多汗症も同時に改善できます。また、毛根を除去するので脱毛効果もあり、女性の方には大変好評です。

アポクリン汗腺は再生能力の高い組織で、一時的な治療や中途半端な手術を行っても症状は改善されず、傷跡だけが残ってしまう方もいるようです。実際、治療に来られる方の約二〜三割の患者さんは、以前他院で治療を受けたことがある方で、再発に苦しんでいます。

スキンケア式Wトリートメント法は、こういった再発の心配もなく、大変治療効果の高い方法で、患者さんへの負担も少なく、最も優れた治療法です。

初めて治療を受けられる方はもちろん、他院でワキガ治療を受けたけれど再発に悩まれている人や、手術の傷跡が気になる場合も殆ど改善できますので、専門の医師に相談してみてください。

ボトックス®注入によるワキガ・多汗症抑止治療、医療レーザーによる永久脱毛

「手術に抵抗がある……」「仕事の都合で手術翌日から腕を動かしたい」「スケジュール上手術を受ける時間が取れない」など、手術以外での治療を希望される方には「ボトックス®」注入があります。

治療は、皮膚のあまり深くない部分に「ボトックス®」を注射し、汗腺を支配している神経に働きかけ、汗腺の働きを弱めます。汗の量を減らすことで、臭いも軽減することができるのです。治療時間は両ワキ五分程度で、アレルギーや副作用の心配もありません。施術したその日から入浴も運動もＯＫなので、日常生活には全く支障をきたしません。

汗腺は誰にでもあるものです。ただそれが発達しているために臭いが強かったり、汗の量が多かったりということですから、汗腺を完全に除去しなくても、汗腺の働

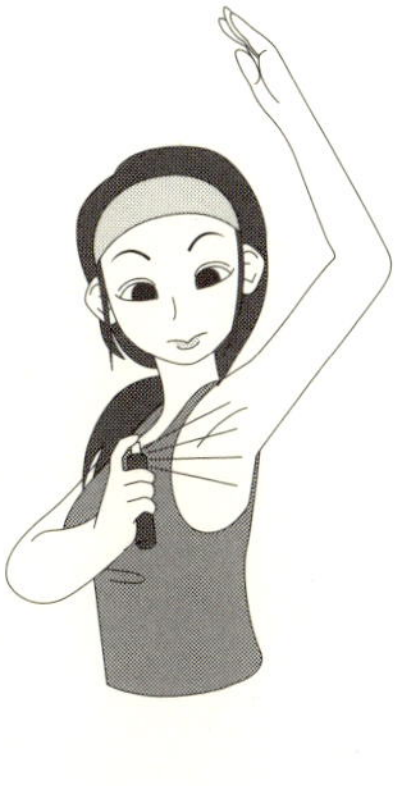

きを抑えるだけでかなり効果的です。

ただし、この治療法は永続的ではありませんので、四～六カ月程度に一回の治療が必要です。

医療レーザーによる永久脱毛と組み合わせることによって、臭いの原因となる雑菌の繁殖を少なくし、ワキガや多汗症を抑える治療をすることもできます。本格的な治療までの暫定処置と考えて、受けられる人もいます。

Ⅷ

医療レーザー脱毛でムダ毛のない美しい肌に

ムダ毛は女性を悩ませるものの一つです。とくに若い女性にとって、肌の露出が多くなる夏のシーズンには、その処理にかかる時間や、ちょっとしたケアのし忘れや周囲の視線が気になることもありますが、それ以上に清潔感を与えるので、今や身だしなみの一つになっています。

ムダ毛の処理方法はいろいろありますが、数年前までは、電気針による永久脱毛が主流で行われており、ムダ毛の生えている毛穴に一本ずつ、電気針を差し込み、そこに電流を通して熱によって毛根を焼き切るという方法です。いかに細い針であるといっても毛穴に一本一本刺すのですから、痛みやハレもある上に、時間も長くワキで一時間程度かかることもあり、苦痛に感じていた方も多くいらっしゃいました。

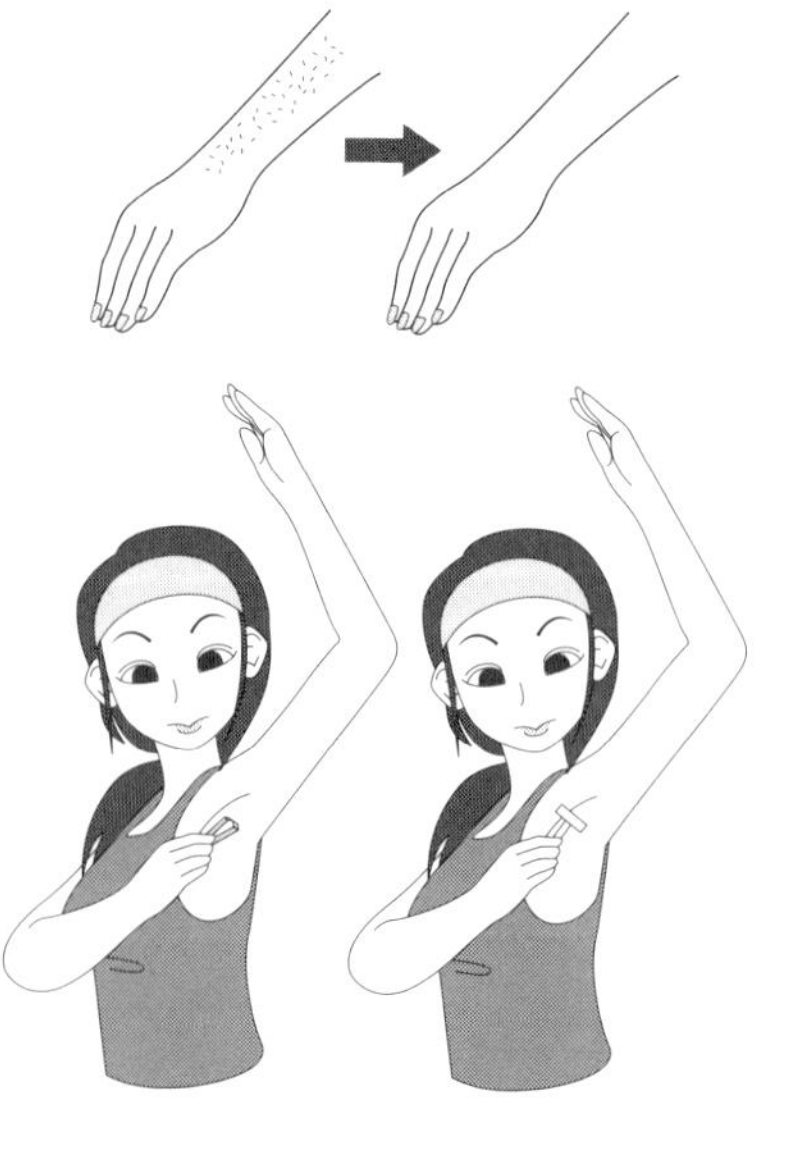

しかし、最近では医療レーザーが普及し、施術時間も大幅に短縮し、痛みもハレもなく、手軽に永久脱毛が可能になりました。

体毛の濃さは人により個人差もありますが、多くの女性にとって気になる部分でもあるので、安全な医療レーザー脱毛を受けて、ムダ毛のない、すべすべの肌を手に入れてはいかがでしょうか。

医療レーザー脱毛

レーザーには波長の違いからいくつかの種類があり、作用する色や成分、到達距離も異なります。

現在、レーザー脱毛で定評のあるのは、米サイノシュア社製のロングパルス・アレキサンドライト・レーザー（ＬＰＩＲ）や米コヒレント社製のダイオード・レーザー（Lightsheer）などです（米パロマー社製のダイオード・レーザーもあります）。最近では、レーザー光ではありませんが、さまざまな波長の光を組み合わせている光脱毛機も登場しています。

レーザー脱毛の原理は、レーザー光線にはある特殊な色素（メラニン色素）に反応したり、普通の光のように広がらないで真っ直ぐに進んでいく性質があり、その特性を利用して、周りの皮膚を傷めずに毛根細胞だけに働きかけることができます。メラニン色素が集まっている毛根部分にレーザー光線を照射すると、メラニン色素にぶつかることで熱が発生し、その熱によって毛が再生しないようにするというものです。もちろん皮膚下にはほ

脱毛方法	時間	痛み	肌のダメージ	持続性	完全脱毛まで
毛抜き	5	3	埋没毛	なし	再発毛が継続
脱毛器具	2	4	埋没毛・肌荒れ・色素沈着(シミ)	なし	再発毛が継続
ブリーチ	4	1	肌荒れ・色素沈着	なし	脱毛しない
ワックス	2	4	火傷(やけど)	なし	再発毛が継続
針脱毛	4	5	色素沈着・火傷	あり	1.5〜3年
レーザー脱毛	1	3	発赤	あり	6カ月〜1年

かにもメラニン色素が散在していますので、毛根部分の色素の密集している部分だけに作用するように、照射時間や出力エネルギーなどをテストしながら調整します。

医療レーザー脱毛はアメリカから伝わりましたが、かつては白人の白い肌でメラニン色素の少ない毛と、日本人の黄色い肌の色素の多い黒い毛による違いが十分に考慮されないまま、やけどを引き起こした例などもありました。しかし、その後の研究、臨床例などから、メラニン色素への感度を弱めた、東洋人の皮膚にも安全性の高い製品が開発され、今では多くの医療機関で使用されています。

最近では多くのエステティックサロンなどで、永久レーザー脱毛や皮膚治療（ピーリングなど）をうたっている広告をよく見かけますが、医学的な技術や知識を持った医師がいない施設での脱毛は、安全性に問題があり、トラブルの素です。

医療レーザーの種類や出力操作には、きちんとした医学的な知識に基づいた技術が必要になることはもちろん、皮膚科の医療的な知識がなければ、逆に皮膚を傷つける危険性もあります。そのため、日本の厚生省でも〝医師免許を持たない者による永久脱毛は違法行為の疑いがある〟と警告しています。

トラブルを避けるためにも、きちんとした設備と医師がいるクリニックで医療レーザー脱毛を受けることをお勧めします。肌にダメージを与えずに毛根を破壊するので、アトピー性皮膚炎の方や敏感肌の方にも、安心して治療を受けていただくことができますので、お気軽にご相談ください。

治療の実際

発毛には休止期、成長期、退行期というサイクルがあります。新しい毛は、休止期を経て前の毛が抜け落ちて、毛根を包んでいる毛包の壁にある幹細胞から発生してきますが、レーザー脱毛が効果を上げるには、毛根に毛があることが必要です。

そこで、確実に脱毛の効果を上げるため、毛のサイクルを考慮して、一～二カ月の間隔をあけて、三回前後レーザー照射を行います。

毛が抜けて休眠中の場合や、毛を抜いてムダ毛の処理をしている人の場合は、剃毛処理に変えてからでないと効果がありません。

一回のレーザー照射から二カ月後の毛の再生率は

ヘアーサイクル部位	成長期	休止期	成長の早さ
頭部	2～6年	3～4カ月	約0.4ミリ／1日
ワキ	3～5カ月	3～5カ月	約0.4ミリ／1日
腕	3～4カ月	3～4カ月	約0.2ミリ／1日
陰部	1～2年	1～1.5年	約0.4ミリ／1日
下腿	4～5カ月	4～5カ月	約0.2ミリ／1日

体毛のヘアーサイクル

平均五〇％で、二回目の照射の二カ月後の再生率は一〇％、三回目の二カ月後はわずか数％以下となります。

治療時は、通常痛みがほとんどないので、麻酔はしません。また毛根を一つずつ処理していく電気針治療と違って、一度に広範囲の脱毛が可能なので、施術時間も大幅に短くて済みます。治療部位にもよりますが、両ワキの一回の脱毛ならば、五分程度です。

治療個所としては、ワキ、ビキニライン、太股、ヒザ下、腕、うなじなど、ほぼ全身の永久脱毛ができ、うぶ毛の脱毛も可能です。

IX

切らない美容治療
——美容皮膚科治療

美容皮膚科とは

美容皮膚科とは医療レベルで若さと美しさを追求する予防医学です。美容外科、形成外科はメスを使って外観的、整容的結果を追求するのですが、皮膚に熟知した皮膚科専門医は、皮膚本来の機能からお肌を美しく輝かせることを提案できる診療科です。しかも皮膚科専門医院は、皮膚に熟知した皮膚科医が治療するので、医療の質が極めて高いため、怖くなく、皮膚にも安心、安全なのです。

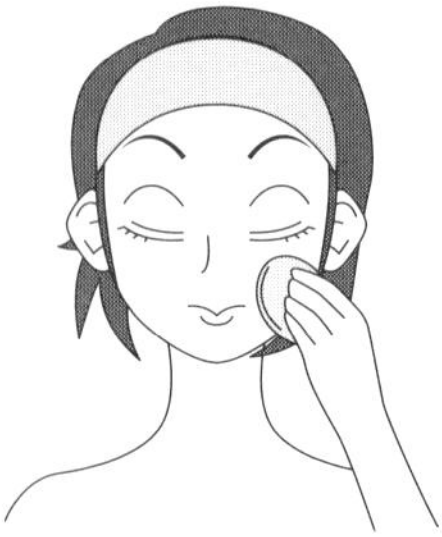

美容を取り巻く環境は日進月歩です。化粧品メーカー、製薬メーカー、エステティック・サロン等々。そのなかにあって、美容皮膚科は、皮膚の専門知識を持つ皮膚科医が美容に特化して生まれた、まったく新しいジャンルです。未だ美容皮膚科という言葉に耳慣れない方も多いと思いますが、医学は美容皮膚科という言葉を生み出すまでに進歩しました。美容を科学することにより生まれたのが、美容皮膚科です。美

容皮膚科という領域の需要は、今後ますます広がると考えますが、スキンケアクリニックでは「日常のスキンケア」を重視し、医療の提供を行って参りたいと考えております。

当然のことですが肌の病気やトラブルは、すぐに治せるもの、治しにくいものに分かれます。医療技術の進歩は、病気やトラブルをよりいい状態に改善できるようになり、レーザー機器を使って、一度に改善する方法も存在します。そういった治療方法だけでなく、前述したように、治りにくい病気、トラブルは、日々のスキンケアを行っていく必要があります。症状によって適した治療法が異なるのは当然のことです。

次項では、肌のさまざまなトラブルに対処できるよう、スキンケアクリニックが行っている治療方法を紹介します。

美容皮膚科治療～①「フォトRFオーロラプロ」

フォトRFオーロラ・プロとは？

フォトRFは、IPL（光エネルギー）をさらに進化させたAPL（アドバンスト・パルス・ライト）に、RF（高周波エネルギー）を加えて肌に照射します。このAPLとRFのダブルアクションにより、血管の分布や表皮のメラニン量（シミ・ソバカスの原因）に左右されることなく、熱エネルギーを効率的に真皮層に与えることができます。

年齢とともに新陳代謝が衰え、シミ・ソバカスが増えて毛穴が目立つようになり、人によっては毛細血管拡張による赤みが出たり、コラーゲンや弾性繊維の減少によりお肌のハリがなくなったり、小ジワやたるみが目立つようになります。

フォトRFプロは、肌の奥深くまでエネルギーを浸透させ、繊維芽細胞を刺激することで、コラーゲンやエラスチンの生成が促進され、前述したように、シワを改善するとともにメラニンの排出によりシミやソバカスも改善します。回数を重ねるごとにハリのある肌が蘇ります。

また、RFにより光だけでは難しかった細い毛（産毛など）の脱毛も可能になりました。

効果

・コラーゲン、エラスチンの生成促進
・小ジワ、たるみの改善
・シミ、ソバカスの改善
・赤ら顔の改善
・毛穴の開きの改善
・お肌のハリを蘇らせる

フォトRFの特徴

・APLとRFのダブルアクシ

シミ・ソバカス治療

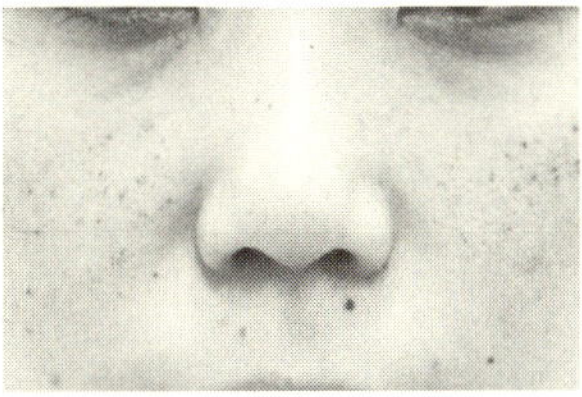

Before：術前

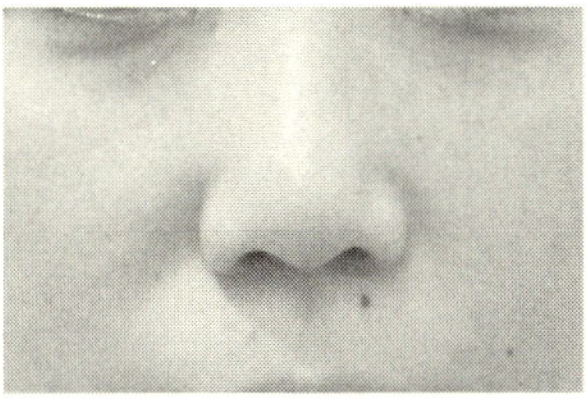

After：術後

赤アザ治療

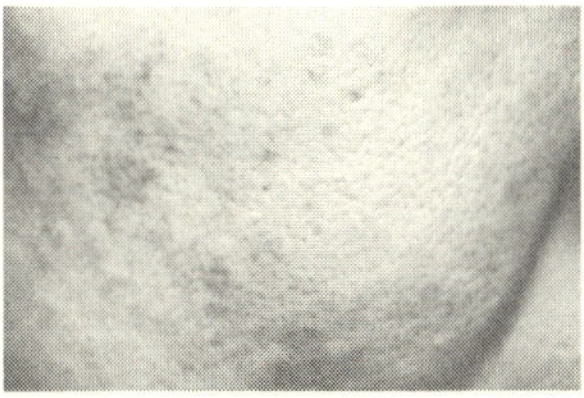

Before：術前

After：術後

ヨンの補完的作用によるエネルギーの効果的浸透（美肌効果の進化）
●温度管理・独自冷却システムの装備による火傷、かさぶた、痛みの軽減
●上記効果によるダウンタイム（治療後のケアを必要とする期間）の削減により治療後の化粧が可能になった
●アメリカＦＤＡ（食品医薬品管理局）の承認機器
※ＦＤＡ：日本での厚生労働省に相当する政府機関

所要時間

約二〇～三〇分（施術内容により異なります）。

治療回数

目安二週間に一回の間隔で、五～六回施行すると効果的です。

フォトRFオーロラ・プロ

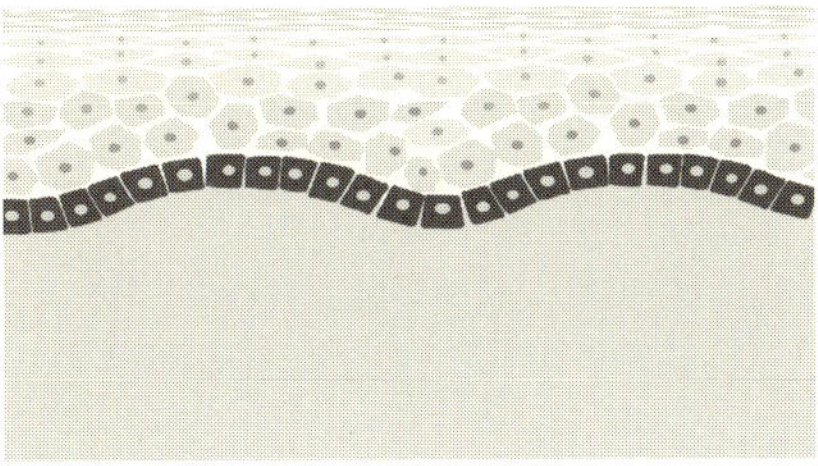

施術前：
年齢とともに新陳代謝が衰え、古い角質やメラニン色素が沈着し、シミ、ソバカスが増え、透明感やハリの少ない肌になっていきます。

フォトRF治療中：
IPL（光）にRF（高周波）を加えて肌の奥深くまでエネルギーを浸透させ、繊維芽細胞を刺激することで、コラーゲンやエラスチンの生成が促進され、シワを改善するとともにメラニンの排出によりシミやソバカスも改善します。

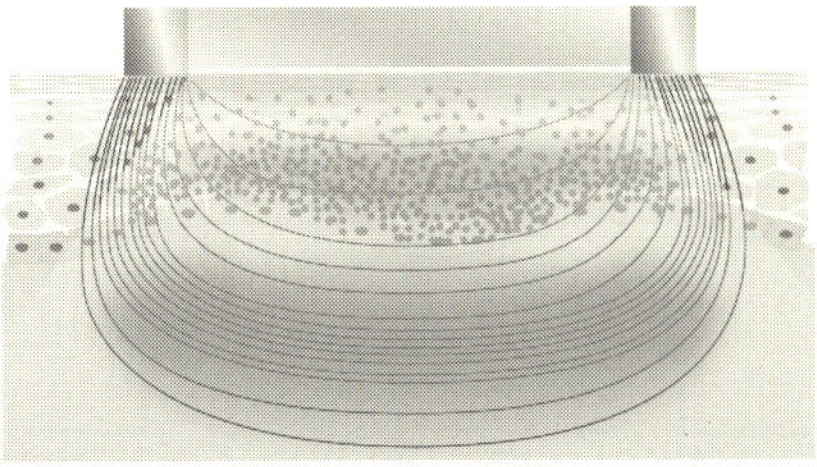

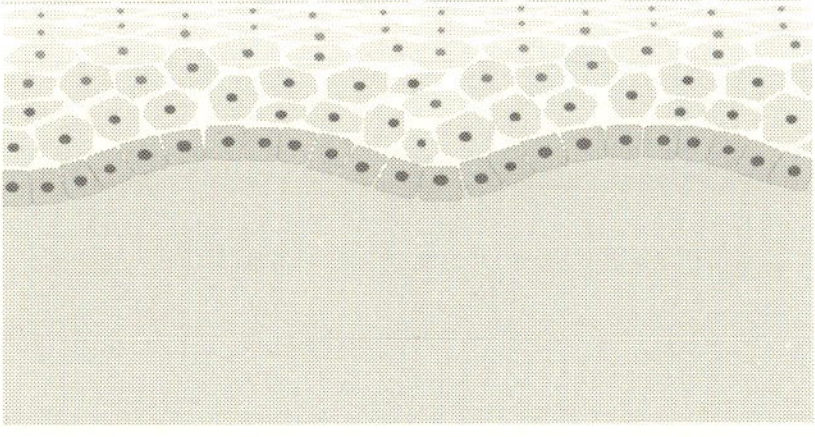

施術後：
光と高周波のダブルアクションによりシミ・ソバカス・赤ら顔が改善され、ハリのあるプルプル肌へ。

美容皮膚科治療〜②「イオン導入・超音波導入」

イオン導入とは？

お肌の老化改善に必要な有効成分（ビタミン、アミノ酸、プラセンタなど）を直接電流によってイオン化（電気分解）し、微弱な電流を流すことにより、皮膚の真皮層にまで浸透させることが可能です。

また、ビタミンAなどのイオン化しない分子も、皮膚のバリア機能を緩和させることで浸透を可能にします。

ビタミンやβカロチン、プラセンタなどの有効成分は、皮膚の角質層上部を簡単に通過できないため、これらの有効成分を、角質層に多量に透過させることを可能にしたのが、イオン導入です。

特にシワ、シミ、乾燥肌、ニキビ、ニキビ跡、美白、肌の張り、毛穴の開きを改善しキレイなお肌を蘇らせます。

超音波導入とは？

超音波の物理的な振動を与えることで（一秒に三〇〇万回）、皮膚に空洞化現象を起こし、お肌の老化改善に必要な有効成分をお肌の深部に浸透させる治療です。

イオン導入と超音波導入は、原理こそ違えど目的とその効果は、「お肌の有効成分に対する浸透率をアップさせる」ことにあります。

スキンケアクリニックでは、お肌のトラブルに合わせて導入する有効成分を選択します。

（例）ニキビ、ニキビ跡、美白には→リン酸ビタミンC誘導体7％ローション
　　アミノ酸VCローション

（例）シワ、シミ、乾燥肌には→アミノVC10エッセンス
　　EMジェル
　　アミノシークレットシャワー

効果

・リンパ液の流れを活性化

・血液循環促進

・新陳代謝促進
・皮膚の深部にある汚れを浮き出して落とす
・リラクゼーション効果

所要時間

約一〇～二〇分（施術内容により異なります）

治療回数

目安一～二週間に一回の間隔で、五～一〇回施行すると効果的です。

組み合わせ治療

超音波導入と組み合わせて行うと、肌の有効成分を単純に塗布するのに比べて、約四〇～一〇〇倍の浸透力が期待できます。

美容皮膚科治療〜③「Wピーリング」

ピーリングとは？

皮膚表面の古い角質を無理なく剥離し、肌の生まれ変わりを助けることによって、肌の新陳代謝を促進させ、くすみやニキビ、ニキビ痕の改善、その他、シワ・色素沈着などのあらゆる肌トラブルを改善できるものがピーリング療法です。

トラブル肌の状態を少しでも早く改善するために、薬理・物理・臨床のドクターと共同開発されたものであることから安全性も高く、より効果が期待できます。

当院で使用しているピーリング成分は「ＡＨＡ（アルファヒドロキシ酸）別名「フルーツ酸」」と呼ばれ、サトウキビから抽出されるグリコール酸など自然な成分を取り除いて、肌の再生（ターンオーバー）を助けてくれる働きがあります。

Wピーリング

Wピーリングとは、ＡＨＡ酸でまず古い角質を柔らかくし剥離した後、水分保持し、ラクトクリーム（乳酸）を併用することで、高い美白効果と保湿効果が得られ、お肌の深部から改善を促していくものです。

効果

・肌のターンオーバーを正常化させる
・シミなどの美白効果
・脂性肌（ニキビ・吹き出物）の改善
・たるみ・小じわ対策
・余分な老化物質や汚れを取り除くため、肌に必要な物が入りやすい（手入れ時の化粧水、美容液など）

所要時間

約四〇～五〇分（施術内容により異なります）

治療回数

一～二週間に一回の割合で、継続的に行います。

注意!!

ピーリングは医療行為です。厚生労働省から平成十二年十一月に通達が出ています。医療機関以外では行えません。スキンケアクリニックでは、熟練した医療スタッフが治療を行います。

ここまでは治療方法ということで、各治療内容や効果を紹介しました。これからは皆さんが実際に普段持っている悩みから、その原因や対処法、スキンケアクリニックでの治療を紹介していきます。

肌の様々な悩み～①「小ジワが気になる」

シワの種類と治療の適応

「シワ」とはいわば「溝」のようなもの。この溝は、皮膚の弾力性・伸縮性などの老化によるものです。

また、「溝」「たるみ」が混ざった混合型などもあり、これらの原因や状態により治療方法が異なってきます。一般的に「溝（シワ）」にはヒアルロン酸注入やボトックス®注入があります。

持続性を考慮すればヒアルロン酸注入が適しており、期間限定での小ジワ解消を考慮する方にはボトックス®注入が適しています。

ヒアルロン酸注入は、皮膚の内側からボリュームをアップし、お肌の張りと弾力を作り出すものです。額・眉間・目尻・口の周りの浅いシワから深いシワまで、幅広く効果を果たします。一方、ボトックス®注入はシワの原因となる筋肉を萎縮させ動かないようにする治療です。額や眉間のシワ、俗にカラスの足跡と言われる目の周りのシワなどの表情ジワに適しています。

また光治療の最新機種である「フォトRFオーロラプロ」でも、小ジワ、たるみの改善が期待できます。

スキンケアクリニックの治療メニュー

・フォトRFオーロラプロ
・ヒアルロン酸注入
・ボトックス®注入

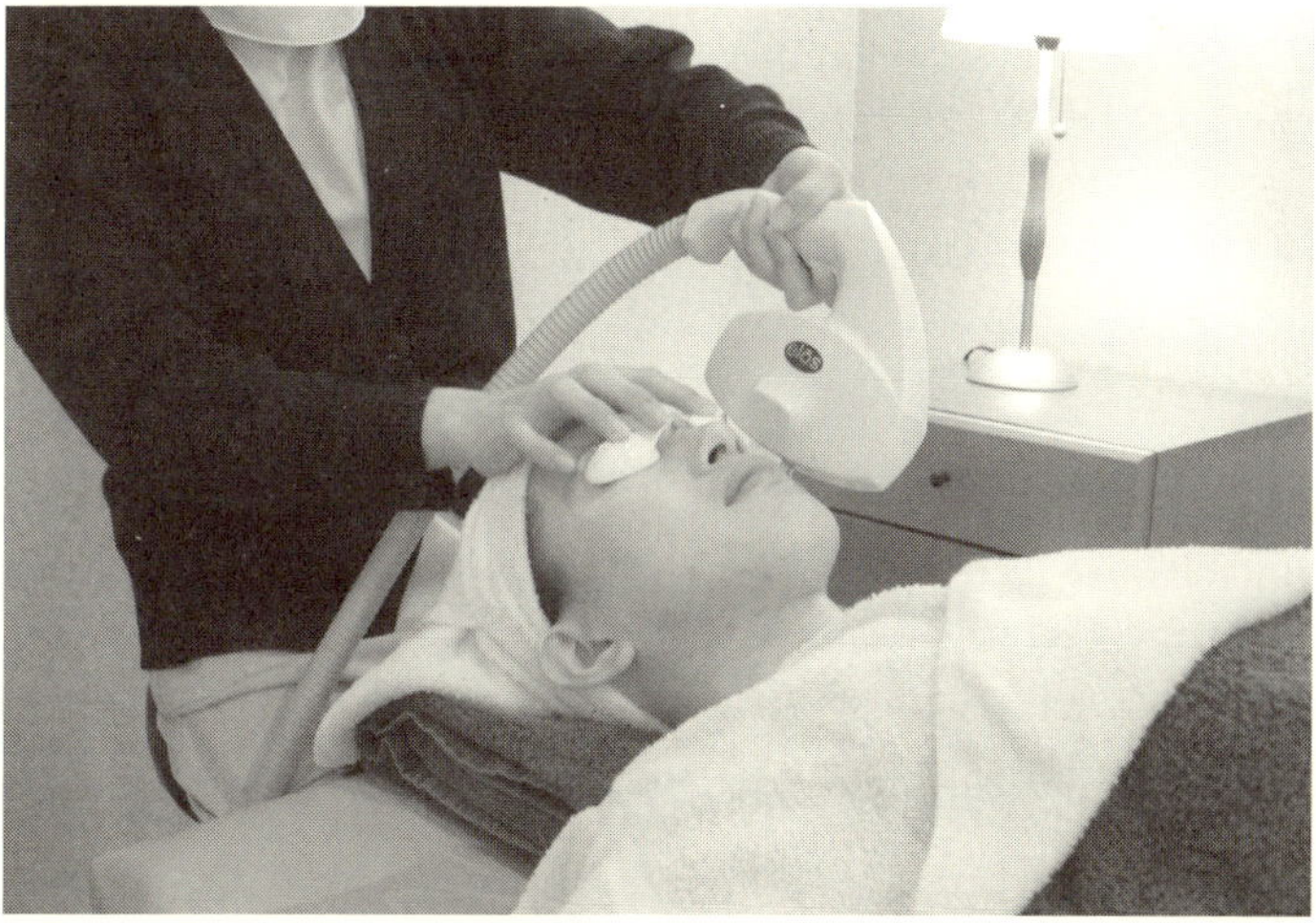

オーロラの施術

肌の様々な悩み～②「肌質改善」

日頃の悩み

最近肌の調子が悪い、シワが目立ってきた、シミが急に増えてきた、ニキビが引かない、慢性湿疹、超乾燥肌など、肌の悩みはさまざま。日頃頑張ってホームケアをしていても、いくら良いお化粧品を使用してみても、なかなか肌質が理想どおりにならない場合があります。

肌質診断

肌質診断により、現在のあなたの肌状態や肌トラブルの原因などを診断します。

例えば、体の調子が悪い場合や病気になってしまった時などは、どうして悪くなったのか検査しますね。

では、お肌はどうでしょう？　そのようなトラブルが起きてしまった原因を診断し、どういった治療が適しているのか、その方法を知りましょう。美しい肌を保つことや肌トラブルの改善には、まず自分の肌質を知り、正しいスキンケアの方法を選択しなければ、逆に肌トラブルを増やしてしまうことにもなりかねません。
一人ひとり全く違う肌を正しく分析し、その人に合った改善方法を提案しています。

スキンケアクリニックの治療メニュー

・ケミカルピーリング
・フォトＲＦオーロラプロ
・イオン導入
・超音波導入

肌の様々な悩み～③「にきび・ニキビ痕をキレイにしたい」

にきびの原因

皮脂腺から出る皮脂が毛穴に詰まるところからにきびの出現が始まります（皮脂腺の機能亢進、皮脂の貯留発生）。思春期のホルモン分泌のバランスの崩れやニキビ菌（アクネ菌やブドウ球菌など）の増殖によって生じ、炎症を引き起こします。さらに炎症が慢性化することにより組織障害は深くなり、色素沈着や瘢痕《はんこん》が残りやすくなり、にきび痕を形成します。その他、年齢以外にも、遺伝的素因、不適切な生活習慣、バランスの悪い食生活、生活リズムの乱れ、睡眠不足、胃腸障害、精神身体的要因、化粧等の外的刺激も一因となります。

症状

主に青年男女の顔面、前胸部、背部に毛包一致性の紅色丘疹、膿疱の多発が認められ、発汗により惹起《じゃっき》される夏季瘡や、中年になってから膿疱、小結節が多発してくるニキビダ二瘡などもあります。

スキンケアクリニックの治療メニュー

・ケミカルピーリング
・フォトRFオーロラプロ
・イオン導入
・超音波導入

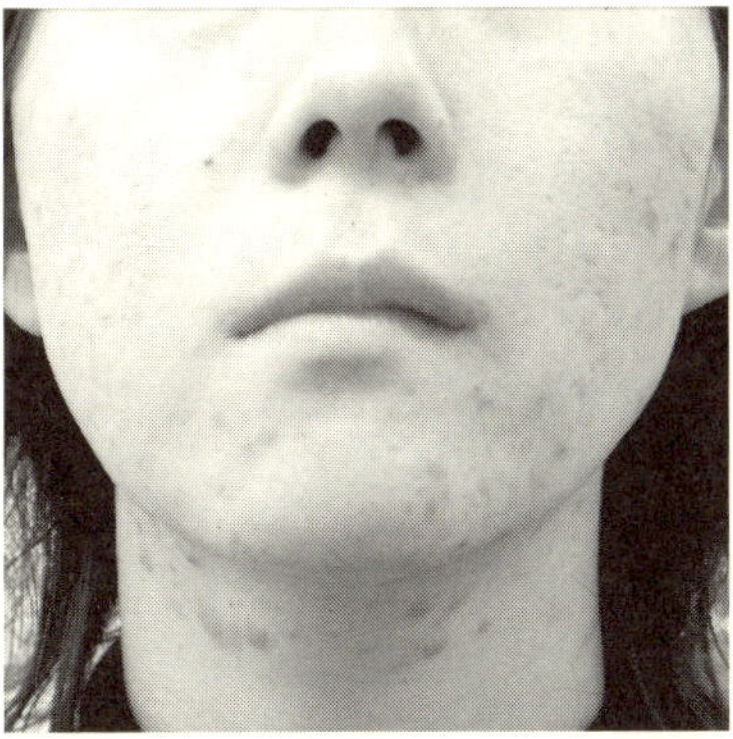

Before：術前

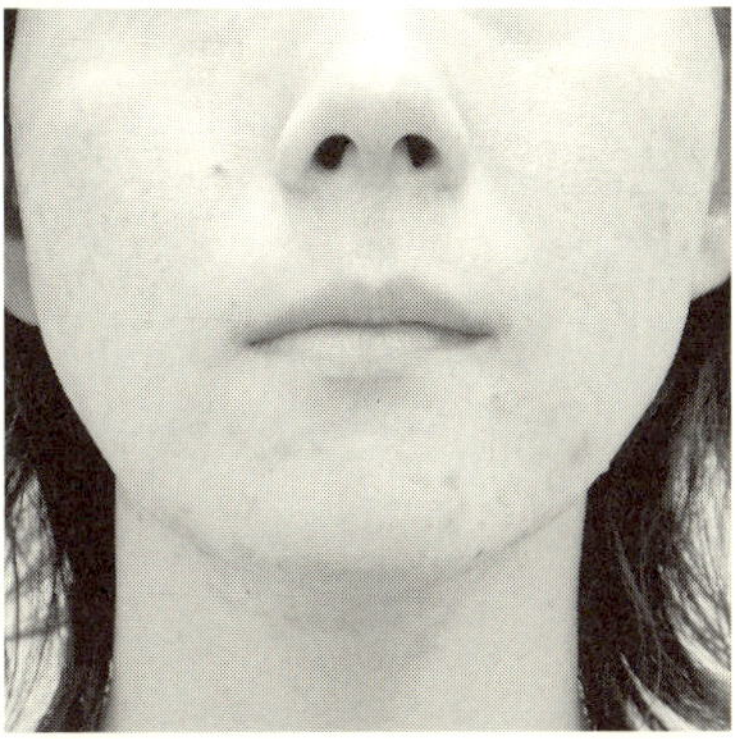

After：術後

フォトRFオーロラプロによるニキビ治療

X

その他の美容外科治療

相談しにくい婦人科の悩みも解決

婦人科関連の悩みはなかなか人には相談できないものです。とくに女性にとって、性器にまつわる悩みは、人に話すこともできず、一人で抱え込んでしまいがちです。「頭痛の種」とちょっと気にしているくらいのうちはいいのですが、恋愛や結婚にも消極的になったり、実生活に支障が出たり、あまりにも心の負担になるようならば、クリニックでカウンセリングを受けてみるのも方法でしょう。

美容外科では、体の機能的な問題だけでなく、外観の美しさという面でのケアも大切にしています。話しにくい婦人科の悩みをきちんと聞き出し、悩みを解決するノウハウも豊富に用意していますので、一人で思い悩まずに、先ずは相談に訪れてみてください。

●小陰唇縮小術など

小陰唇が大きすぎたり、左右の不揃いで悩んでいる人は、小陰唇縮小術で形を整えることができます。

手術は、局所麻酔をして痛みのないようにし、肥大している皮膚をていねいに切除してから縫合します。手術時間は三〇分～一時間ほどで、次の日から仕事もできます。汚れやすい部位なので、清潔に注意する必要があります。専用の消毒液を処方して、消毒の方法を指導します。

●膣縮小術や処女膜再生手術など

膣が広すぎて悩んでいる人はそれほど少なくありません。先天的な場合と出産によって広がってしまった場合がありますが、恋人や夫との関係にもかかわるので、決して軽視できる悩みではありません。

膣縮小術では、内側の粘膜にヒダをつける手術と、入口部分をせばめる手術があります。

手術後約一カ月くらいからセックスが可能になります。

また、処女膜を再生することもできます。皮膚がクリトリスを覆ってしまっているケースでも、陰核

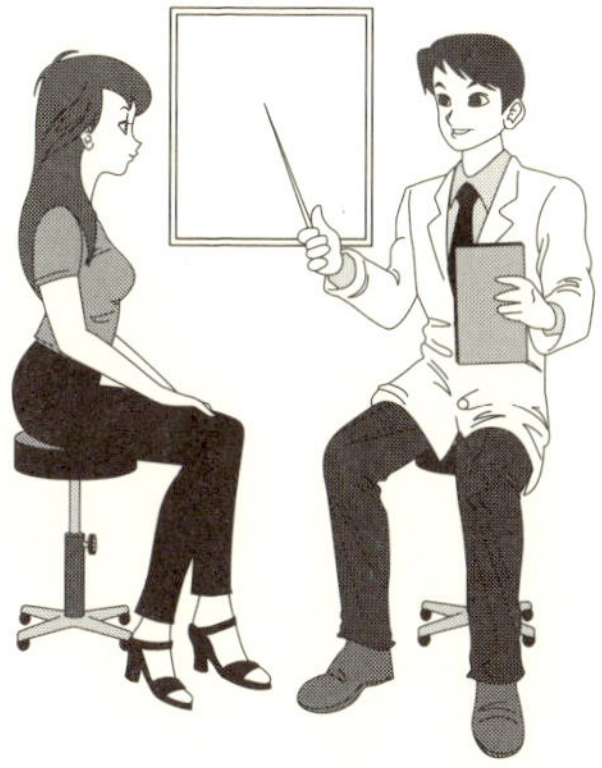

包茎手術で覆っている皮膚を小さくしたり、取り去ることもできます。

婦人科の悩みはなかなか言い出しにくいものですが、ひとたび解決すれば、性に関してナーバスにならずに済むようになります。異性との関係に明るさが戻るきっかけになれば、と願っています。

また、ここに挙げられたこと以外の悩みについても、治療できることは数多くありますので、スキンケアクリニックのような専門医にご相談ください。

おわりに

スキンケアクリニックは、「安心」と「信頼」をコンセプトに日々患者様の望む「美」を提供してまいりました。このコンセプトは今後も変わることはありません。

患者様から安心と信頼を得るには、病院のイメージだけでなく、治療の結果が最も重要だと考え、スキンケアクリニックでは、日本形成外科学会・日本美容外科学会・日本麻酔科学会に所属し、高度な技術レベルを証明する最高峰の技術資格「認定専門医」「指導医」の資格を持つスペシャリストの院長自らが治療に当たっています。

さらに、スタッフの教育を全国規模で定期的に行い、治療の知識の向上を図り、常に患者さんの立場に立った対応を心掛けています。これらの日々の積み重ねは、どこよりも確かな技術とアフターケアを提供できるものであると確信しております。


もっとキレイに、もっと美しく、もっと若々しく。

女性にとっての永遠のテーマは「美」と「若さ」の追求です。

「あなたらしさ」とは何でしょう？　ありのままのあなたを受け入れることでしょうか？

時間とともに老いを受け入れることでしょうか？

あなたらしさとは、美しさを追求したいと思うあなた自身です。

私たちは「自分らしさ」を追い求める人とともに歩み、サポートし、誰しもが願う美しさと若々しさを演出して参ります。「あなたらしさ」を追い求めて……。

スキンケアクリニック医師会

あなたの思いを叶える最先端美容外科
安心と信頼のスキンケアクリニック

2007年2月20日　初版第１刷発行

著　者　スキンケアクリニック医師会
発行者　瓜谷 綱延
発行所　株式会社文芸社
〒160-0022　東京都新宿区新宿１－10－１
電話　03-5369-3060（編集）
03-5369-2299（販売）

印刷所　図書印刷株式会社

ISBN978-4-8355-5365-8